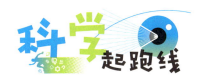

科学起跑线

总主编　褚君浩

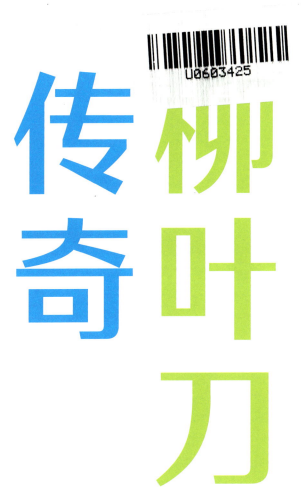

传奇柳叶刀

上海市2023年度"科技创新行动计划"科普专项项目
（项目编号：23DZ2302900）

上海科普教育发展基金会2025年度科普公益项目
（项目编号：A202504）

茅华荣　著

The Lancet Chronicles:

A Historical Odyssey of Surgical Innovation

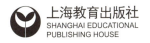

上海教育出版社
SHANGHAI EDUCATIONAL
PUBLISHING HOUSE

U0603425

丛书编委会

主　任　褚君浩

副主任　范蔚文　张文宏

总策划　刘　芳　张安庆

主创团队（以姓氏笔画为序）

王张华　王晓萍　王新宇　龙　华　白宏伟　朱东来

刘菲桐　李桂琴　吴瑞龙　汪　诘　汪东旭　张文宏

茅华荣　徐清扬　黄　翔　崔　猛　鲁　婧　褚君浩

编辑团队

严　岷　刘　芳　公雯雯　周琛溢　茶文琼　袁　玲

章琢之　陆　弦　周　吉

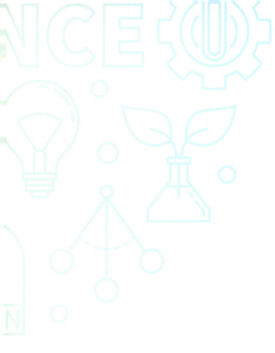

总序

科学就是力量，推动经济社会发展。

从小学习科学知识、掌握科学方法、培养科学精神，将主导青少年一生的发展。

生命、物质、能量、信息、天地、海洋、宇宙，大自然的奥秘绚丽多彩。

人类社会经历了从机械化、电气化、信息化到当代开始智能化的时代。

科学技术、社会经济在蓬勃发展，时代在向你召唤，你准备好了吗？

"科学起跑线"丛书将引领你在科技的海洋中遨游，去欣赏宇宙之壮美，去感悟自然之规律，去体验技术之强大，从而开发你的聪明才智，激发你的创新动力！

这里要强调的是，在成长的过程中，你不仅要得到金子、得到知识，还要拥有点石成金的手指以及金子般的心灵，也就是培养一种方法、一种精神。对青少年来说，要培养科技创新素养，我认为八个字非常重要——勤奋、好奇、渐进、远志。勤奋就是要刻苦踏实，好奇就是要热爱科学、寻根究底，渐进就是要循序渐进、积累创新，远志就是要树立远大的志向。总之，青少年要培育飞翔的潜能，而培育飞翔的潜能有一个秘诀，那就是练就健康体魄、汲取外界养料、凝聚驱动力量、修炼内在素质、融入时代潮流。

本丛书正是以培养青少年的科技创新素养为宗旨，涵盖了生命起源、物质世界、宇宙起源、人工智能应用、机器人、无人驾驶、智能制造、航海科学、宇宙科学、人类与传染病、生命与健康等丰富的内容。让读者通过透视日常生活所见、天地自然现象、前沿科学技术，掌握科学知识，

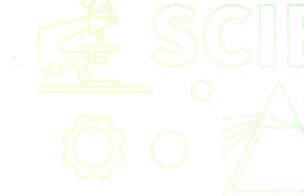

激发探究科学的兴趣，培育科学观念和科学精神，形成科学思维的习惯；从小认识到世界是物质的、物质是运动的、事物是发展的、运动和发展的规律是可以掌握的、掌握的规律是可以为人类服务的，以及人类将不断地从必然王国向自由王国发展，实现稳步的可持续发展。

本丛书在科普中育人，通过介绍现代科学技术知识和科学家故事等内容，传播科学精神、科学方法、科学思想；在展现科学发现与技术发明的成果的同时，展现这一过程中的曲折、争论；并通过提出一些问题和设置动手操作环节，激发读者的好奇心，培养他们的实践能力。本丛书在编写上，充分考虑青少年的认知特点与阅读需求，保证科学的学习梯度；在语言上，尽量简洁流畅、生动活泼，力求做到科学性、知识性、趣味性、教育性相统一。

本丛书既可作为中小学生课外科普读物，也可为相关学科教师提供教学素材，更可以为所有感兴趣的读者提供科普精神食粮。

"科学起跑线"丛书，带领你奔向科学的殿堂，奔向美好的未来！

褚君浩

中国科学院院士

2020 年 7 月

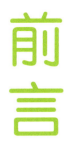

外科学的发展史是人类与疾病的抗争史。医学源自人类救助同伴的本能，是善良情感的自然流露。在数千年的历史长河中，我们的祖先在一个危机四伏的世界中艰难求生，面对疾病、战争和天灾的致命威胁，医学如同暗夜中的微光，与疾病和死亡不懈斗争。近两个世纪以来，全球人均寿命从 30 岁显著延长至 2023 年的 73.3 岁，外科手术在这场与死神的竞赛中挽救了无数生命。外科学的发展史亦是人类对自身奥秘的探索史。医学的发展源于人类对自身经验的总结和对真理的渴求。在充满无知与偏见的黑暗时代，伟大的医学先辈们用萤火之光探索人体的奥秘，建立人体内部宇宙的坐标，揭示人体运作的规律。"今人不见古时月，今月曾经照古人"，当我们仰望星空，沉思遐想，无论是月亮的阴晴圆缺，抑或是人体的心跳呼吸，人类探求真理的渴望亘古不变。

外科学的进步是在不断突破中实现的。正是各个领域中无数的微小进步，共同推动外科手术不断向前迈出大步。在外科学漫长而曲折的发展过程中，既有众多至暗时刻，亦有不少闪光点。每一次大胆的尝试，对于医生和患者而言，都是机遇与挑战并存，风险与成就同在。面对困境，千百年来无数医学先驱怀着仁爱之心，凭借非凡的勇气、坚定的信念和卓越的智慧，一次又一次地突破权威的桎梏，拓展医学认知的边界，引领外科学从蒙昧走向科学的光明之路。

如果说俯瞰世界，看到的是万物的切面，那么学习历史，则如同目睹岁月的河流。撰写外科学的发展史的过程，也是一次沿着历史长河逆流而上的探索之旅。越向前追溯，越令人肃然起敬，如同进入旷古深山，耳边隐约传来那长河源头的潺潺水声。外科学的发展历史太长了，历史长河中那些璀璨的时刻，犹如古往今来医学先辈们的灵魂，浩浩荡荡、奔流不息，令人惊心动魄、叹为观止。然而，在历史上留下名字的人却寥寥无几。六尺之躯终归一抔黄土，医学先辈们虽已一个个离去，但他们的优良传统却通过手术留传下来，千古不朽。

外科学的发展史，犹如一棵参天古树，根深叶茂，直立高耸，令人望而生畏。尽管我很难用清晰的语言描述外科学发展的全貌，但我希望能够从纷繁复杂的历史脉络中，梳理出外科学发展的线索来，以便读者在脑海中勾勒出一个大致的轮廓。郎景和院士曾说："外科手术 200 年，可不止于 200 年，外科手术 200 年，可不止于外科。"随着解剖学、麻醉技术、无菌操作和止血方法等关键科学和技术的发展，现代意义上的外科手术大约从 200 年前开始进入快速发展阶段。然而，人类外科手术的实践历史远早于 200 年前。纵观外科学的发展历程，本质上是医学与科学相结合的过程。千百年来，柳叶刀见证了外科学从巫术到生命科学的转变，亲历了外科手术从简单的放血和截肢到如今手术无禁区的医学奇迹，也目睹了外科医生从巫师、哲学家、理发师演变为今日集临床、科研、教学于一身的崇高职业。时代变迁，世界更迭，但"白衣剑客"那份健康所系、性命相托的初心，以及始终紧握的柳叶刀，却从未改变。

在现代医学高度昌明的今天，外科手术技术实现了巨大飞跃，外科医生不断攻城略地，从浅表组织到深入各个体腔，成功征服了越来越多的疾病。这一系列成就让外科学的地位日益提升，然而在此过程中，人的存在却逐渐被忽视，这使得公众对医学滋生出越来越多的神秘感。而医学史与科普的结合无疑是破除迷思的最佳良药。

外科史不仅仅是记录医学科学与技术发展的历史，它更是一部关于人类对生命的认识史。外科史科普既不局限于罗列一系列人名、时间节点和里程碑事件，也不是为了普及那些已然过时的医学知识。医学史既是医生写给后辈有关医学先贤的奋斗史，又是将医学、健康和疾病放在昔时社会文化情境中进行分析研究的回忆史。了解外科学发展史能帮助人们回溯过往，把如今司空见惯、理所当然的医学常识置于历史长河中重新进行审视，进而促进人们更深入、透彻地理解外科学的"真相"。

21 世纪被誉为生命科学的世纪，而青少年则是医学未来的希望。作为注定要创造历史的一代，21 世纪的青少年更应懂得历史的价值。尽管人们常常对王侯将相的故事津津乐道，但推动人类进步的真正力量并非权力，而是文明的积累与传承。无影灯下逐梦行，柳叶刀上践初心。本书以外科学发展历史中的重大突破为核心，讲述外科手术的前世今生，希望帮助青少年探寻外科手术的起源，了解医学发展的艰辛，感受科技进步背后闪耀的人性光辉，激发人心向善的力量，并试图在他们心中播下救死扶伤的种子。

复旦大学附属闵行医院肝胆胰外科　茅华荣

2024 年 9 月

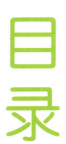

目录

一、文明与理性的觉醒：
外科理论基石形成   ...1

解剖学：一鲸落万物生 ...2

生理学：从血液循环的秘密到心肺复苏 ...16

病理学：显微镜下的"浪漫"世界 ...26

二、传统外科的形成：
手术必备条件的达成   ...37

止血术：工欲善其事，必先利其器 ...38

麻醉术：梦神之惑 ...48

无菌术：与微生物的血腥斗争史　...63

三、科学外科的崛起：
　　外科学发展的黄金时代　...73

医学影像学：从崂山道士到工业革命　...74

输血术：战争与外科学发展　...86

科学外科的崛起：从非主流到手术室里的"温柔"传奇　...95

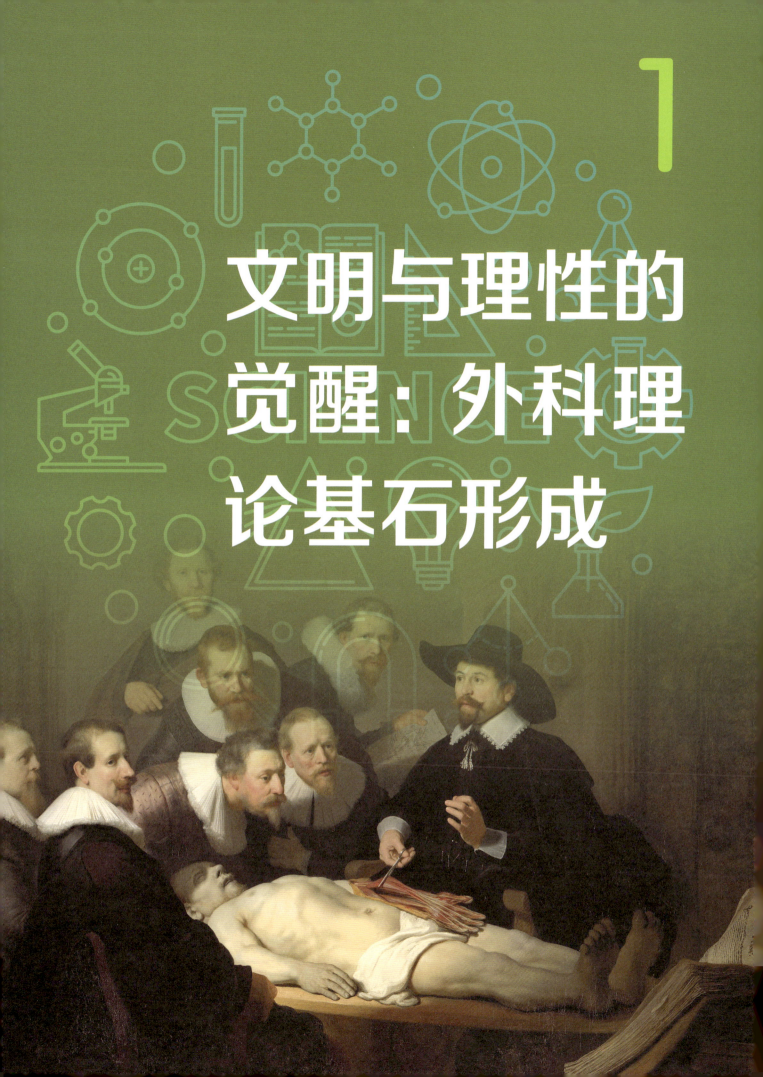

文明与理性的觉醒：外科理论基石形成

1

解剖学：一鲸落万物生

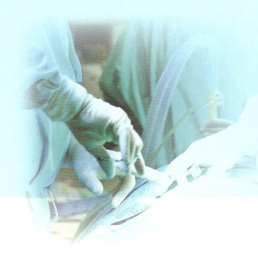

> 我是那一切的曾在、现在和将在，未有凡人揭开过我的面纱。
>
> ——自然女神伊西斯神庙铭文

在影像技术尚未出现的数千年间，包裹在皮肤之下的人体内部一直是讳莫如深的神秘殿堂。随着解剖学的诞生与发展，人类才开始真正深入地认识自己。

　　"认识你自己"，是古希腊德尔斐阿波罗神庙所刻箴言之一，也是其中最有名的一句。人类一直在找寻自我，但要真正认识自己并非易事。人体不仅是执行具象任务的精密机器，更是知识、灵魂和人格的栖居地。我们依靠人体与物质世界相连接，透过人体我们可以看见光明、感受冷暖；人体赋予我们外表，我们依靠人体展现独特的个性；我们亦可以通过身体感受内在，并超越物质层面思考生命的本质。尽管人体外部展露在我们眼前，但隐藏于皮肤之下的世界却难以窥见。达·芬奇曾在笔记中写道："人体是一个工程与艺术的杰作。"在影像技术尚未出现的数千年间，包裹在皮囊下面的人体一直是一个神秘的殿堂。随着解剖学的诞生与发展，人类才开始真正深入地认识自己。

古人的解剖学探索

　　在解剖学揭开人体奥秘之前，掩藏于皮肤之下的人体一直是迷信、秘密、传说、观察的源泉与对象。纵观历史，不同文化采用了丰富多样的策略来探索人体的奥秘。

　　文艺复兴之前，在西方世界，宗教思想主导着人们对自然和宇宙的解释，解剖学因其与人体神圣不可侵犯的宗教准则相矛盾而备受排斥。《孝经·开宗明义》中的箴言"身体发肤，受之父母，不敢毁伤，孝之始也"，也反映了东方文化对身体完整性的重视。因此，无论在西方还是东方，解剖学在古代都受到冷落。

在古埃及，人们相信身体由多种实体或物质组成，这些实体在死后仍然继续存在，包括肉体，这就是为什么他们需要以最好的方式来保存它。古埃及的木乃伊制作技术是一种独特的医学实践，它不仅展示了古埃及人对死亡和来世的深刻信仰，也反映了他们在解剖学、防腐和药物学方面的先进知识。公元前 5 世纪，古希腊历史学家希罗多德描述了埃及的木乃伊制作方法，即将尸体的部分器官取出，分别放入有盖的罐子中。根据古埃及人的信仰，内脏器官对来世至关重要，因为它们保证了逝者在来世的生命延续。在葬礼仪式中，胃、肝、肠、肺四个器官分别存放于四个独立的罐子中，由古埃及神话中法老的守护神荷鲁斯的四个儿子——多姆泰夫（狼首）、艾姆谢特（人首）、凯布山纳夫（鹰首）、哈碧（狒狒首）在东南西北四个方位分别守护，以确保逝者来世可以得到重生。

古罗马时期的著名医生盖伦（Claudius Galen，约 129—200），是公元 2 世纪最有影响力的医学家，同时也是一名技艺精湛的解剖学家和才华横溢的作家。盖伦 29 岁时在帕加马古城担任角斗士医生，在治疗受伤角斗士的过程中积累了第一批解剖学资料，并撰写了影响深远的解剖学著作《论解剖过程》。由于罗马法律禁止人体解剖，盖伦只能依靠角斗士受伤的伤口以及他在动物解剖上的发现来推断。尽管盖伦的解剖学理论在今天看来存在很多谬误，但他的伟大之处在于他进行的解剖学实验使其成为现代解剖学发展的先驱者。

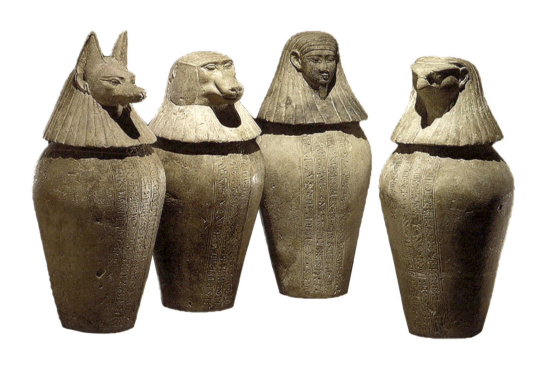

卡诺匹斯罐（用于保存木乃伊的器官），古埃及托勒密王朝时期（公元前 305—前 30），现藏于大英博物馆

在古老的东方，同样缺乏现代解剖学知识的中国古人通过医学实践探索人体，提出了五脏六腑及经络理论。这些理论最早可追溯至春秋战国时期的医学著作《黄帝内经》。作为我国最早的中医理论著作，《黄帝内经》中首次提出了五脏（心、肝、脾、肺、肾）和六腑（胃、大肠、小肠、三焦、膀胱、胆）的概念，并认为人体是一个由这些器官协同工作的系统，而连接这一系统各部分的关键就是经络。

中国古代解剖学，唐以前的脏腑图均为各脏腑分图，没有全图或系列图谱。到了北宋，中国古代解剖学取得了重要成就。在此期间曾进行过两次人体解剖活动，解剖的尸体来源于罪犯和叛贼，由此产生了两部重要的人体解剖学图谱——《欧希范五脏图》和《存真图》。其中，《存真图》对后世的影响最大。《存真图》，又称《存真环中图》，是由北宋医家杨介和画工根据他们观察到的被宋廷处决剖剐的反叛者的胸腹内脏绘制而成的解剖图谱。它的绘制十分简细具体，不仅包括人体胸腹内脏的正面、背面和侧面全图，还有分系统、分部位的分图，所绘诸图及其文字说明大致正确。明清时期的诸多脏腑图与内景图均以《存真图》为蓝本，其影响长达七百余年。

中国古代是有解剖学的，只是"罢黜百家，独尊儒术"后，除了儒学其他都是杂学，读书人不屑为之。仵作被视为低贱的职业，他们的文化水平和社会资源有限，即使对人体构造（解剖学）有一定认识，也难以著书立说。医家则因为缺乏研究资料和受传统观念的限制而受到制约。另外，古代交通不便，印刷出书成本较高，还有敝帚自珍等因素，都阻碍了解剖学知识的交流和普及。这些因素共同作用，使得中国古代解剖学没有形成系统的理论体系。

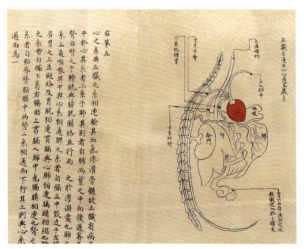 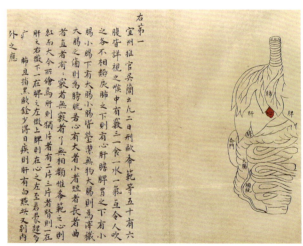

《存真环中图》抄本，现藏于中国国家图书馆

科学的神话起源：揭开伊西斯的面纱

自然哲学是现代自然科学的前身，在科学正式诞生之前，古代哲学家们从未停止过思考人与自然的关系。古希腊哲学家赫拉克利特（Heraclitus）曾留下一句著名的箴言："phusis kruptesthai philei"（自然爱隐藏），意指真理并不会直接向我们展露出来，在自然的表象背后，有某种潜在的东西在支配着一切。古希腊哲学家亚里士多德（Aristotle，公元前384—前322）在其著作《物理学》中指出，"研究疾病与健康的第一本原乃是哲学家的任务"。在对细胞、细菌、基因、癌症甚至身体器官没有任何知识背景的情况下，古代的真理追求者们琢磨着人体的功能。

伊西斯（Isis），古埃及的生命与自然女神，作为古埃及神话中赫里奥波里斯九柱神之一，象征着魔法、生育与母性，深受古埃及人民的崇拜。她的坐像上铭刻着一句神秘的话语："我是那一切曾在、现在和将在，未有凡人揭开过我的面纱。"到了公元4世纪初，伊西斯的雕像开始呈现出一位戴着面纱的女性形象，自此，自然被赋予了人格化的象征，而伊西斯女神遮蔽容貌的面纱也成为"自然怀有自己秘密"的隐喻，象征着认识自然的困难以及试图揭示其面纱的危险。伊西斯不仅是古埃及最重要的女神之一，同样也深刻影响着包括古希腊、古罗马在内的整个西方文明世界。

大自然的秘密被层层包裹，其庄严的秩序从不轻易示人，却唯独对那些真诚的探索者情有独钟。这些皈依自然的科学信徒，从宇宙的主宰那里取来智慧的火种，照亮了人类前进的道路。文艺复兴之后，随着新发现和新发明的涌现，人们所面对的世界经历了前所未有的变革。曾经大部分时间都寂静无声的世界逐渐被机器的轰鸣所取代。科学的发展极大地推动了人类对世界的认知。人们不再满足于先贤关于自然的知识传授，而是利用理性，通过对自然的亲身观察和实验，获取实用的知识。借助解剖刀、显微镜和望远镜，自然在人类面前变得越来越清晰透明。在这样的狂喜中，人们深信，只要沿着这条道路不断前行，终有一天自然将完全臣服于人类脚下。

在医学领域，解剖学的任务正是探索隐藏于外表之下的身体世界，这完美契合了"揭开伊西斯面纱"的隐喻。

揭开伊西斯的面纱

文艺复兴，意为"重生"。中世纪晚期，随着拜占庭帝国的衰落，大量古希腊手稿流入西欧，欧洲艺术受到古埃及、古希腊和古罗马神话的影响，"揭开伊西斯面纱"的概念逐渐兴起，人们可以在不同时期的作品中看到这一主题。

自1901年首次颁授以来，诺贝尔自然科学三大奖——生理学或医学奖、物理学奖和化学奖——已成为全球范畴内科学殿堂至高无上的荣誉。它不仅是对个体或团队非凡成就的嘉许，更是激发全球创新活力、促进科技进步与追求卓越精神的力量。诺贝尔化学奖的金质奖章背面，左侧的自然女神伊西斯从云中浮现，手持丰饶之角。右侧的知识女神正轻轻掀开伊西斯的面纱，象征着科学对自然秘密的揭示和去除蒙昧的过程。奖章上的拉丁文铭文"Inventas vitam iuvat excoluisse per artes"出自古罗马诗人维吉尔的《埃涅阿斯纪》，意为"创造从艺术中美化生命"。

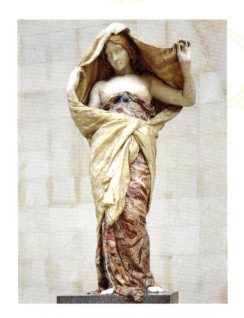

大理石雕像《自然在科学面前揭开面纱》，路易·埃内斯特·巴里亚斯，1899年，现藏于巴黎奥赛博物馆

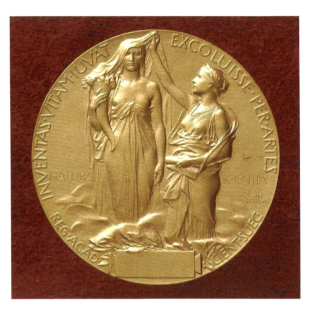

诺贝尔化学奖金质奖章的背面图案——揭开伊西斯的面纱

法国著名雕塑家路易·埃内斯特·巴里亚斯（Louis Ernest Barrias）于1889年创作的《自然在科学面前揭开面纱》，是其最为著名的作品。此作品将自然女神人格化为一个安静顺从的曼妙女子形象，她低头含羞，轻纱半拢，象征着隐藏了千万年的神秘自然终于向科学揭开了面纱，让人一睹真容。这幅作品表达了在19世纪自然科学飞跃式大发展的背景下，世人对科学的尊重及赞颂。《自然在科学面前揭开面纱》共有三个版本，第一版赠予波尔多医学院，第二版现藏于巴黎奥赛博物馆，第三版则赠予巴黎医学院。

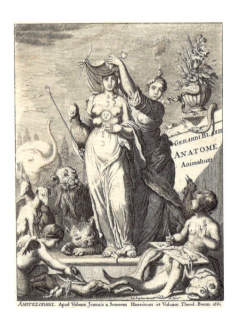

布莱修斯《动物解剖学》（1681年）卷首插图

近现代解剖学的兴起：科学不承认偶像

解剖学（Anatomy）一词源自希腊语，意指通过系统的方式解剖身体，以建立对人体内部结构的清晰认识。现代外科学的理性之光建立在实证和实验的基础之上，而解剖学正是这一基础中至关重要的一环。在医学史上，古罗马的盖伦是首位明确提出通过解剖来认识人体的医学家。作为一名角斗士医生，在人体解剖尚属禁忌的时代，盖伦只能依靠动物解剖和角斗场内的创伤治疗经验来推测人体的结构和功能，从而成为解剖学的先驱。盖伦的重要贡献之一是他发现了控制身体的是大脑，这一发现挑战并最终颠覆了几个世纪以来亚里士多德关于心脏是身体"指挥中心"的理论。此外，盖伦还研究了心脏的功能，并认识到人体包含消化、呼吸和泌尿系统。然而，由于他的这些观察和解剖并非基于真正的人体，因此不可避免地存在许多谬误。例如，他错误地认为血液从肝脏流出后，在流向其他器官的过程中逐渐耗尽，而不是在全身循环。

受亚里士多德哲学思想的影响，盖伦的解剖学和生理学理论明显带有"目的论"的特征，即"大自然不做徒劳无功的事情"（The Nature does nothing in vain）。他认为人体的各种解剖构造和生理功能都是"大自然"有目的地创造和安排的。由于这些理论特征与基督教"上帝造人"的教义相契合，盖伦得到了教廷的鼎力支持，其学说成为不容置疑的权威观点，任何人不得发表违背盖伦学说的言论。在教廷的帮助下，盖伦的解剖学知识体系统治了西方医学界1300多年，这导致了医学思想的教条化，并严重阻碍了医学的发展。当然，我们不应将责任全部归咎于盖伦个人，毕竟当时的科学水平有限。人们不敢质疑他的理论，也与当时的社会环境有关。盖伦的历史提醒我们：医学是一个不断发展的过程，应始终将证据置于个人权威之上。

在漫长的欧洲中世纪，基督教的世界观束缚了欧洲人的思想，使科学成为神学的工具。然而，随着15世纪文艺复兴的到来，人类文明得以重新展开。在这关键的100年中，欧洲发生了几件大事。1417年，卢克莱修的《物性论》抄本在德国南部的本笃会修道院被重新发现，提出了"无物能由无中生，无物能归于无"的唯物主义观点，哲学开始逐渐脱离神学的掌控。1453年，奥斯曼土耳其攻占君士坦丁堡，导致拜占庭帝国灭亡，东方基督徒的大规模西迁使得古希腊手稿开始流向南欧和西欧。大约在1450年，德国古登堡发明了活字印刷机并建立了有效的生产系统，这极大地增加了书籍的数量并推动了知识的传播。15世纪，威尼斯穆拉诺岛的工匠发明了透明水晶玻璃和镜子的制作方法，使得望远镜和显微镜的发明成为可能，打破了人类对自然和世界的认识的视力局限。1492年，哥伦布发现了新大陆，"discovery"一词首次出现在词典中。这一系列事件为文艺复兴创造了条件，最终促进了科学革命的到来。

在玻璃镜子出现之前，普通人一辈子都无法清楚地见到自己的面容，只能在水池或抛光金属的表面看到模糊而扭曲的大致模样。玻璃镜子的发明改变了这一切，使人类首次能够清晰地观察自己。刘易斯·芒福德在其著作《技术与文明》中写道："自我意识、自我反省、对镜交谈，这些都

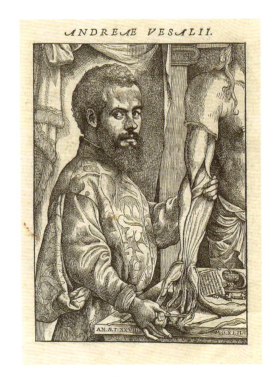

《人体的构造》插图中维萨里的自画像

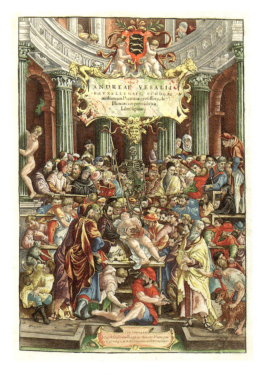

维萨里《人体的构造》扉页

跟随这一新事物本身而发展起来。"镜子以某种真实而无法量度的方式，促进了现代人文主义哲学观的构建。随着黑暗时代的结束，15 世纪中叶，人文主义哲学思潮和世界观在欧洲兴起，促使当时的医学精英们开始关注人的内在，人的内在思想和身体构造变成他们探索的沃土。特别是在 14 世纪 50 年代黑死病席卷欧洲后，为了探究瘟疫的根源，教皇取消了解剖尸体的禁令。在经历了漫长的停滞期后，解剖学在中世纪晚期的欧洲——意大利北部和法国南部的第一批大学里再次发展起来。

安德烈·维萨里（Andreas Vesalius，1514—1564），近代人体解剖学的奠基人，出生于哈布斯堡王朝统治下的布鲁塞尔，出身医学世家。他的曾祖父、祖父和父亲都是医学界的知名人物，有的是王室御医，有的是贴身药剂师或大学教授。1528 年，维萨里进入鲁汶大学学习美术，1533 年转至巴黎大学攻读医学。在艺术和医学的熏陶下，维萨里着迷于人体解剖学。在巴黎大学学习期间，他表现出了一种贯穿其一生的独立精神，不满足于当时传统医学教育对盖伦理论的照本宣科。为了更深入地了解人体构造，他经常前往巴黎的圣婴公墓偷取尸体进行解剖学研究。通过对人体的真实解剖，维萨里在大学时期就发现了盖伦解剖学说中的许多错误。

由于法兰西王国与神圣罗马帝国之间的战争，维萨里未能在巴黎大学毕业。他辗转于巴黎、鲁汶和威尼斯等地，最终于 1537 年 3 月抵达意大利的帕多瓦大学（University of Padua）——文艺复兴时期的人体解剖学研究中心，继续他的学业，并于同年 12 月取得医学博士学位。毕业后，他留在帕多瓦大学，继续他的解剖学研究。随着研究的深入，维萨里越来越清晰地认识到盖伦理论并非总是正确的。在巴黎大学和鲁汶大学一些教授的鼓励下，他开始大胆地准备编写一部里程碑式的作品，以挑战盖伦的权威。

1543 年是人类历史上永远值得纪念的一年。在这一年，维萨里出版了他的代表作《人体的构造》，打破了以盖伦为代表的旧权威们臆测的解剖学理论。同时，哥白尼发表《天体运行论》，提出日心说，挑战了教会统治欧洲 1300 年的地心说。在这伟大的一年中，人类同时迈出了探索宇宙和探索人体最为关键的一步。

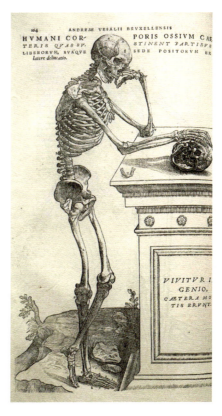

在《人体的构造》这部伟大著作中，维萨里基于大量丰富的解剖实践资料，对人体结构进行了精确描述。他在书中写道："解剖学应该研究活的而不是死的结构。人体的所有器官、骨骼、肌肉、血管和神经都是密切相互联系的，每一部分都是有活力的组织单位。"这部著作的出版，纠正了流传一千多年的盖伦学说中的 200 多处错误，使解剖学步入正轨。在《人体的构造》出版之前，人们普遍相信男人比女人少一根肋骨，因为《圣经》故事中提到上帝用亚当的一根肋骨创造了夏娃。然而，维萨里在书中驳斥了这一理论，称之为"可笑的"。可以说，《人体的构造》是科学解剖学建立的重要标志。

《人体的构造》以其科学性与艺术性的完美融合，打破了人们对医学的刻板印象。这本书是插图最复杂的著作之一，维萨里亲自监督其印制过程。书中有 278 幅基于维萨里解剖手稿的木刻版画，由当时的大画家提香·韦切利奥的学徒范·卡尔卡绘制。维萨里在解剖台工作时，画家在旁边将人体结构用绘画记录下来。这些画作之后被制作成精美木刻版画，并根据需要插入页面。维萨里对作品的精益求精在最终成品中得到了体现。书中一系列关于人体骨骼和肌肉的插画令人称奇。这些插画以全身像形式绘制，画中人体摆出各种优雅姿势，仿佛当皮肤、肌肉被一层层去除并裸露出骨骼后，骨架依然能活蹦乱跳。该书的一些活页插图被设计成可以剪下，而各器官的插图则按照一定顺序叠在一起，加入全身解剖图，从而组成立体解剖图。这些插图即使放在今天看来，也仍然具有强烈的艺术感染力。

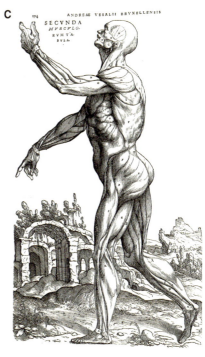

维萨里《人体的构造》插图

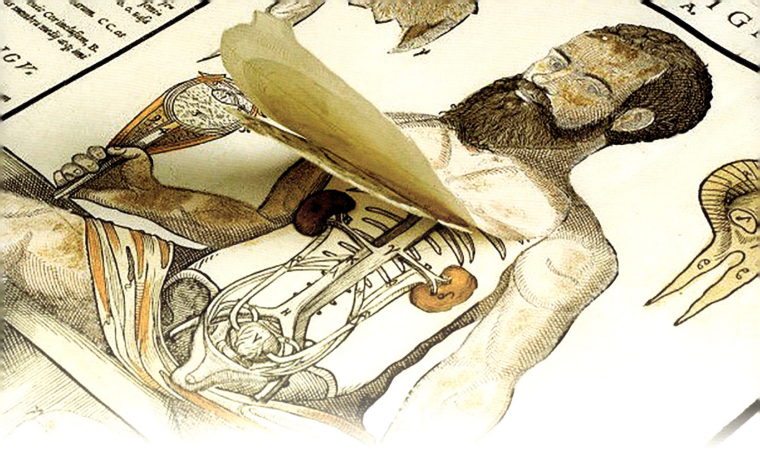

维萨里《人体的构造》立体页插图

当代观众可能难以想象这么精致的解剖图在几个世纪前对观看者产生的巨大震撼。

在维萨里之后的几百年中，解剖学得到了长足的发展，涌现了一批伟大的解剖学大师。16世纪后期，意大利成为人体解剖学研究的中心。1594年，帕多瓦大学解剖学教授法布里修斯（Hieronymus Fabricius）创建了世界上第一个解剖学阶梯教室——帕多瓦大学解剖剧场，引领了解剖学教学的革命。该剧场至今仍被保留，并于1988年重建。在这里，法布里修斯发现了开启血液循环大门的"静脉瓣"，并培养出两位杰出的解剖学家——威廉·哈维（William Harvey）和朱利奥·卡塞里（Giulio Casserio）。

解剖剧场是专为解剖教学设计的特殊阶梯教室，通常有一个高耸的圆顶，室内呈剧场形式，舞台在中央，周围是环形的阶梯座位。舞台上安放着一张桌子，用于摆放被解剖的人或动物尸体，学生和观察者都围坐在阶梯座位上。剧场周围悬挂着人体和动物的骨架，以及解剖示意图。在剧场中上课成为16世纪欧洲解剖学教学的一种流行形式。

后来，哈维发现了血液循环的规律，奠定了近代生理科学发展的基础，而卡塞里著有《解剖学》，该书内有许多幅铜雕版图谱，是17世纪最有影响力的解剖学著作之一。

17 世纪荷兰画家伦勃朗（Rembrandt）的油画作品《杜普教授的解剖课》生动地反映了当时的解剖课场景。1632 年，为了宣传阿姆斯特丹这座城市在科学推广方面的贡献，阿姆斯特丹外科医生协会委托伦勃朗为他们的成员画团体肖像。伦勃朗以敏锐的观察和独特的视角，细致地描绘了杜普教授进行人体解剖的场景。画中，杜普教授独坐在一边，神情专注地面对着七位学者，一边做着解剖，一边阐述人体的结构原理。画中被解剖的遗体是一名已经被处决的死囚。杜普教授用右手握钳，提起死囚左臂的指浅屈肌，并展示出下方的指深屈肌和拇长屈肌——控制手指弯曲的重要肌肉。

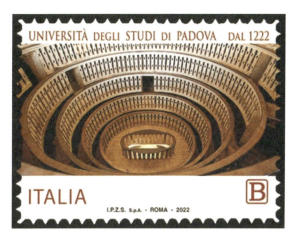

2022 年，意大利发行纪念邮票，庆祝帕多瓦大学成立 800 周年，展示的是帕多瓦大学的著名建筑——1594 年建造的世界上第一个解剖学阶梯教室

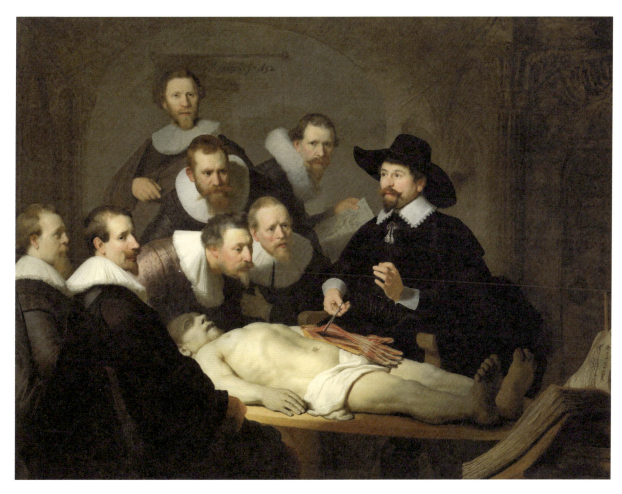

油画《杜普教授的解剖课》，1632 年，伦勃朗，现藏于海牙莫瑞泰斯皇室美术馆

同时，他的左手四指向拇指并拢，仿佛在讲解这组肌肉的功能。七位学者有的情不自禁地凑上前，吃惊而专注地看着教授所示的地方；有的手拿教材默默地思索；有的好像茅塞顿开；有的又好像如梦初醒。一些人还看向画面右下角暗处前景的书本来印证这些解剖知识，而这本书极有可能正是维萨里的解剖学巨著《人体的构造》。

随着解剖学研究的逐渐深入，医学的发展也步入了快车道。在解剖学的加持下，医学家们开始研究疾病状态下的人体器官，从而诞生了病理解剖学。将人体解剖学与相应的功能研究结合起来，进而诞生了生理学。由此，传统外科学理论基础的铁三角——解剖学、病理学、生理学初具雏形。

解剖学之美：理性的解剖学也隐藏敬畏与温柔

解剖学一直是医学与艺术的交汇点。它要求医生深入理解人体结构，而描绘解剖图则成为掌握这些知识的重要手段。正如文艺复兴时期的大师达·芬奇以其精准的人体素描揭示了人体构造的奥秘，医生手中的画笔同样成为揭示生命奥秘的工具。

尽管如今数字化技术高度发达，但解剖学教育仍然坚持使用手绘解剖图这一独特传统。手绘解剖图不仅是一种知识的记录方式，更是一种深度学习的过程。它有助于培养医学生的空间想象能力，在这个过程中，他们必须反复观察、比较、分析，对解剖结构进行深度理解和记忆。此外，手绘解剖图还有助于培养医学生的审美能力和艺术修养。人体解剖学的诞生与绘画、雕塑艺术以及医学密不可分，解剖学家和艺术家们手握解剖刀和画笔，以严谨的科学精神重现人体结构，以艺术的笔触描绘生命之美。达·芬奇曾在笔记中写道："人体是工程和艺术的杰作。"自文艺复兴开始，艺术家们把人体解剖学作为必修课，从学徒开始直至终生。解剖学自带人文属性，学习解剖学的过程也是完善哲学、美学和伦理学的过程。通过人体解剖，医学生能直面生命和死亡，从而思考一个人灵与肉存在和消失的含义。手绘解剖图既是解剖学知识的载体，也是个人情感与理想的寄托，更是医学与艺术、人文交融的独特风景。那些伟大的解剖学著作，其画作往往赋予冰冷的医学知识以生命的温度。有的作品以幽默、生动的方式解读复杂的人体结构，帮助公众理解医学知识；有的作品则通过细腻的情感表达，唤起人们对生命的敬畏与珍视。维萨里的《人体的构造》是人体解剖学的奠基之作，其中描绘人体骨骼、肌肉、器官的插图，即使在今天看来，也仍然具有强烈的艺术感染力和人文主义精神。这些插图中的人物大都衬着明快的大自然背景，或倚桌沉思，或驻足田野，骨架自然的姿态栩栩如生，而仿佛正在思考的颅骨也隐喻了解剖学对生命与死亡的启迪。

外科医生是一个特殊的职业，其最大的特殊性在于工作的对象是人。有人用"如临深渊，如履薄冰"来形容外科行医之道，这是很恰当的。解剖学是外科手术的基础，外科手术的实质是通过技巧来完成决策的过程。手术台如同战场，需要精准的地图，而解剖知识就是手术决策和技巧

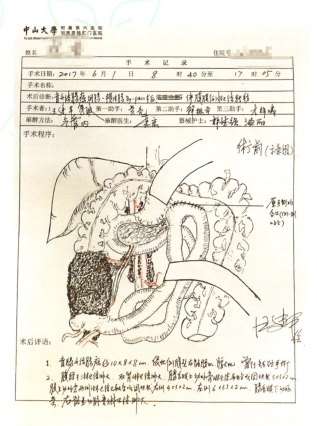
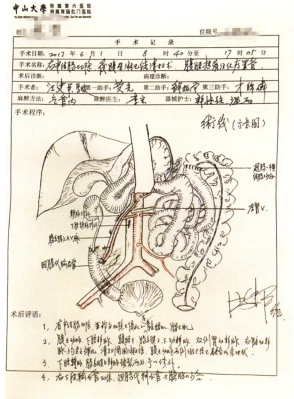

中山大学附属第六医院汪建平教授手绘手术记录（图源:《广州日报》）

的定位导航和技术保障。郎景和院士曾说："外科是神圣的，外科医生有特权进入人体，只有敬畏与爱护，不可有任何器械和技术的炫耀。"手术刀能救人，也能伤人，外科医生需要在手术风险与获益之间权衡。外科医生是在扮演上帝还是魔鬼，往往就在一念之间。而解剖学所激发的，正是外科医生对人体真正的敬畏。

敬畏意味着理性与克制，然而理性的解剖学也隐藏着温柔。这其实并不矛盾。在许多不经意的瞬间，作为现代医学教育的第一门专业课，解剖学"润物细无声"般影响着每一位外科医生。手术对于每一位患者来说都是一次重要的生命体验。无论手术大小，患者在手术前出现焦虑、恐惧都是极其常见的现象。如何消除患者的术前不良情绪是每一位外科医生需要终身学习和实践的课题。

在术前外科医生与患者沟通时，相比单纯的语言沟通，

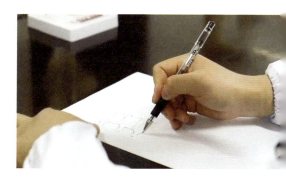

医生术前谈话手绘解剖图

13

临床共情，简单来说就是医生能够站在患者的角度，理解他们的感受、需求和痛苦。它不仅仅是对患者的同情，更是一种深入的理解和共鸣。

结合手绘解剖图的方式能更直观地展现医生对患者疾病的了解程度、手术的决策过程，以及医生的人文关怀。很多语言和文字不易表达清楚的地方，通过看图就能一目了然。一场成功的术前谈话，实际上也是一种温柔的临床共情。严谨负责的精神背后是对人体的敬畏心，温柔耐心的态度背后是对患者的同理心。正是这份敬畏和温柔，才能换来患者的信任与托付。

鲸落生万物，无言亦良师

死亡是每个生命都会面对的终点，但有些死亡却是更多生命的开始。鲸鱼，这种神秘而美丽的生物，自由穿梭在一望无际的大海中。它们时而从海中一跃而起，身姿优美，宛若游于天际，触摸云端。但即便如此诗意的生命，也会经历死亡。鲸落，是生物学家赋予这种死亡的一个唯美而浪漫的名字。从生物学角度来讲，鲸落是鲸鱼死后，躯体沉入海底的自然现象。在鲸鱼躯体的滋养下，荒芜的海底形成了一个生机盎然的生态系统，整个分解过程可长达百年。百年后，当残余鲸落中的有机物被消耗殆尽，这场华丽壮美的死亡依旧没有落幕。鲸骨的矿物遗骸会作为礁岩，成为生物们的聚居地，深海珊瑚等生物在此落脚。几百年后，鲸鱼的骨骼已经化为深海的尘土，但曾经依附鲸骨生长的珊瑚，早已壮大繁荣。

浪漫的重生：一鲸落，万物生

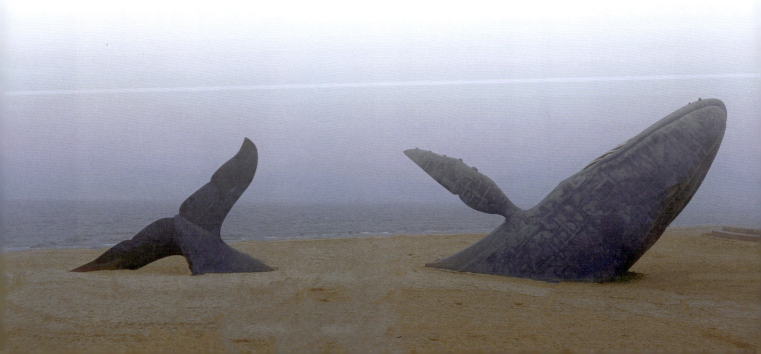

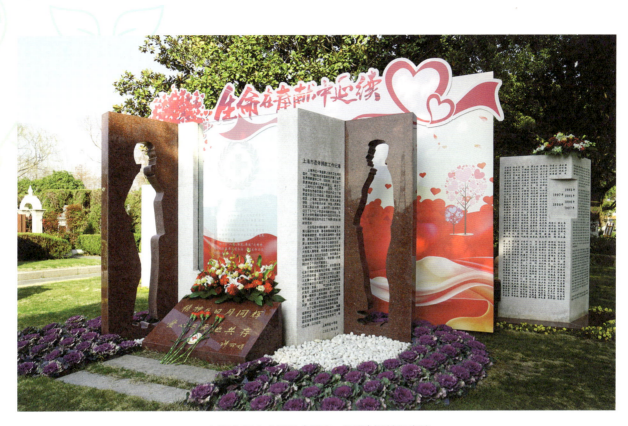

上海市红十字遗体（器官、角膜）捐献纪念碑

曾经的深海荒漠，已然成为一方富有生机的绿洲。曾经的那场死亡已如此遥远，在这里早已看不出鲸鱼的形状，但数百年间生命的浪漫依旧在上演。一念山河成，一念百草生，人间最美，不过鲸落。每一次鲸落，都只是生命的轮回和新生。它缓缓坠落，看似忧伤，却又久久回响。

人体解剖学是一门特殊的学科，它是外科学教育的核心基础，也是医学生们的第一门专业必修课。面对冰冷的人体标本，医学生们通过人体解剖直面生命和死亡，体会作为一名医生所获得的知识需要多少逝者的奉献，从而思考一个人灵与肉存在和消失的含义。

"大体老师"是医学界对遗体捐赠者的尊称。对于医学生来说，"大体老师"并不陌生。这些无言良师将他们的躯体无私奉献给医学事业，让医学生得以直观地学习人体构造。在医学的深海中，他们如同一盏盏明灯，照亮了未知的深渊。面对"大体老师"，有时不禁会让人想象他们生前的样子：他／她或许是一位德高望重的医学前辈，或许是脸上布满皱纹的老人，又或许是一个朝气蓬勃的青年……无论他们的人生是什么模样，在决定捐献遗体的那一刻，他／她一定是一位灵魂高尚的人。鲸落生万物，无言亦良师，我们虽然不能决定生命的长度，但至少可以让生命变得更有意义。向每一位"大体老师"致敬！

生理学：从血液循环的秘密到心肺复苏

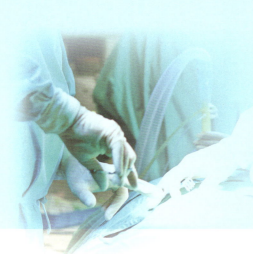

人体宛如宇宙的缩影。古往今来，在同一片天地间，无数古代医学先贤曾仰望星空，在月亮的阴晴圆缺中探寻生命的意义；或面朝大海，观潮起潮落，感受心脏的跳动与呼吸的起伏，冥想身体与自然之间的神奇律动。"今人不见古时月，今月曾经照古人"，尽管探寻人体运作规律的道路崎岖而修远，但人类对真理的渴求却始终如一，亘古不变。

人类对自身的了解从未像今天这样深入，从皮肤、毛发到内脏、骨骼，数千年来在医学先驱们的不断探索下，人体这个微观宇宙的准确坐标体系被不断完善。如果说解剖学是对人体内部构造的静态描述，那么生理学的研究对象就是人体动态生命活动过程。在解剖学和生理学的指引下，医生们得以看见身体、认识疾病，医学不再神秘、幽暗、讳莫如深。

血液的秘密：血液从哪儿来到哪儿去

自古以来，人们对于心脏和血液就充满好奇与幻想。早在文明曙光初现时，人类就已经注意到了心脏和血液之间神奇的联系：心脏在胸膛内永不停歇地跳动，遇到危险时心跳会加速；心脏和四肢的脉搏是同步的，而刚流出来的血液是温热的；严重外伤时总伴随着流血不止、心脏停止跳动以及死亡。因此，心脏和血液不可避免地与生命联系起来。

人们崇敬和珍视血液，甚至为其赋予了各种不存在的意义。古代医学哲学家们用心脏来说明仁慈、理解、生命、死亡和很多情感反应。古希腊先贤亚里士多德观察小鸡胚胎的心脏活动，发现心脏是第一个发育的器官，并认为心脏是生命的起源、血液系统的中枢以及灵魂的居所。

他认为，心脏极大地影响了人类的感受以及与周围世界的互动。古埃及人认为心脏是情感、思想和人格的中心，它记录着人一生的善恶，因此心脏的重量会反映一个人道德品质的优劣。在古埃及的信仰中，人死后灵魂会进入冥界，面临由冥界之神奥西里斯主持的"心脏称重"审判。死者的心脏会被放在一边的天平上，另一边则放着象征真理和正义的女神玛阿特的羽毛。如果死者的心脏比玛阿特的羽毛轻，死者将被准许进入永生的极乐世界；如果心脏比羽毛重，死者的灵魂将被一只名为阿米特的怪物吞噬。在中国古代，《黄帝内经》有云："人始生，先成精，精成而脑髓生，骨为干，脉为营，筋为刚，肉为墙，皮肤坚而毛发长，谷入于胃，脉道以通，血气乃行。"一代中医宗师张景岳说"人之始生，本乎精血之原"，指出人的生命起源于精血，视精血为维持人体生命活动的基础。在中国，"义结金兰，歃血为盟"更是形容友情坚固、情谊深厚的代名词。在现代医学搞清楚血液循环之前，古人普遍认为一个人的性格是由他血液中的某种物质决定的。"冷血无情""血气方刚"这些词汇，都是这个与现今完全不同的医学世界存在过的痕迹。

在中世纪，古罗马医学家盖伦的理论在解剖学和生理学中占据统治地位。关于血液在体内如何运行，当时盛行的是盖伦的血液运动潮汐理论。他认为肝脏是生产血液的器官，由肝脏生产的血液经腔静脉进入心脏，随后沿动脉流入身体各个部分并

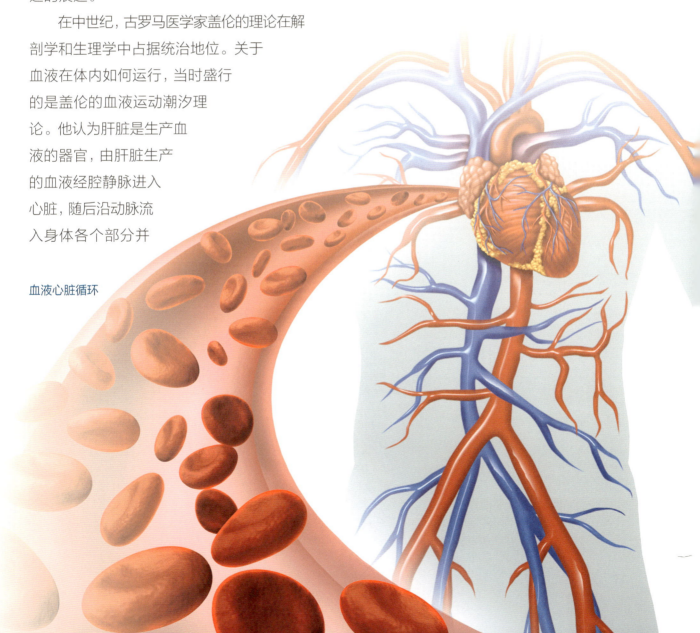

血液心脏循环

提供营养，然后又退回心脏，如同涨潮退潮一样作往复运动，最终消失在周围组织中。同时，他认为灵气是生命的要素，血液中有三种灵气："动物灵气"位于脑，是感觉和动作的中心；"生命灵气"在心内与血液相混合，是血液循环的中心，并且是身体内调节热的中心；"自然灵气"从肝脏到血液中，是营养和新陈代谢的中心。

在盖伦的理论中，身体只不过是灵魂的工具。这"三种灵气"恰好迎合了基督教"三位一体"的观念，得到了教会的极力支持。他的学说被纳入宗教进行宣传，被视为不可动摇、不容置疑的"金科玉律"。在宗教的加持下，这些错误的医学理论统治了西方医学界一千多年。

在科学只是宗教恭顺婢女的西方中世纪，现代生理学的萌芽只能在厚厚的冰层下默默积蓄力量。而欧洲的文艺复兴运动犹如一股春风，唤醒了沉睡中的自然科学。

16世纪中期以后，维萨里证明了盖伦关于血液通过心脏中隔的说法不正确。他发现隔开左右心室的隔膜是一块完整的肌肉，并没有小孔且不容血液通过。其后，

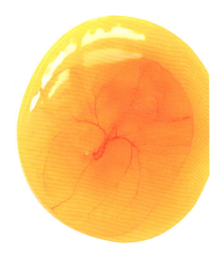

亚里士多德观察小鸡胚胎发现心脏是第一个发育的器官

《亚尼的死者之书》审判大厅场景，古埃及公元前1300—前1200，现藏于伦敦大英博物馆

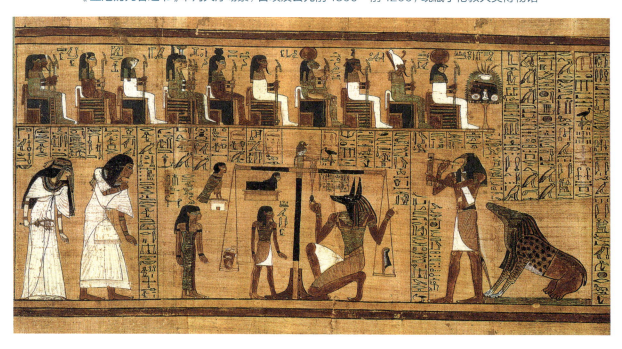

西班牙的弥贵尔·塞尔维特（Miguel Servet，1511—1553）最先提出了另一种解释。他发现血液是由右心室经肺动脉流向肺，并且他认为肺动脉分支血管和肺静脉分支血管之间存在着一种奇妙的机制，使血液在肺内受到改造并由暗红色变成鲜红色，再经过与它相连的肺静脉分支血管流回左心房。塞尔维特否定了盖伦的理论，他发现了心与肺之间的血液小循环，这个理论就是现代肺循环理论的雏形。欧洲人基于他的功绩，将肺循环称为"塞尔维特循环"。1553年，塞尔维特秘密出版了《基督教的复兴》一书，在此书中，他阐述了上述有关肺循环的看法。不过很可惜，塞尔维特在著作中否认的不仅仅是盖伦的血液循环理论，他还写满了亵渎神明的言论，甚至扬言反对婴儿洗礼和"三位一体"论。这使得权势滔天的罗马教廷和新兴的新教势力都被他激怒，很快便指控他为宗教异端，并将塞尔维特和他的著作一起处以火刑。这些学者的发现，对威廉·哈维后来提出的血液循环理论无疑起到了催化作用。

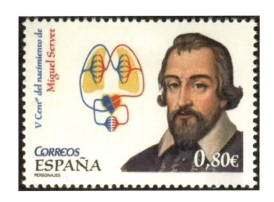

塞尔维特

威廉·哈维与血液循环理论

威廉·哈维（William Harvey，1578—1657）生于英国肯特郡福克斯通。大学毕业后，他前往医学研究的中心——意大利帕多瓦大学留学。在帕多瓦学习时，他的老师法布里修斯发现了静脉瓣，但法布里修斯没能理解这些瓣膜的真正功能。他认为瓣膜的功能是阻碍血液的过快流动，以使组织有时间吸收必要的养料。作为一名临床医生，哈维在治疗病人的同时，深入钻研人体解剖学。从老师的发现中受到启发，他做了一系列实验，其中最有名的就是静脉血流方向实验、手臂血管结扎实验和计算心脏血流量实验。

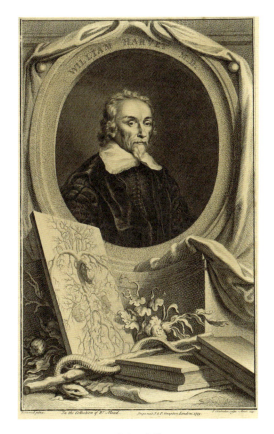

威廉·哈维

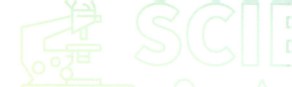

静脉血流方向实验

静脉血液的流动方向始终以心脏为中心。一个简单易行的人体实验便可以验证这一点。选择一段容易观察的浅表静脉，例如胳膊肘内侧的一段静脉。用两个手指轻轻压住这段静脉，然后将手指向两侧分开，这样会使这段静脉暂时变瘪，因为其中的血液被挤到了别处。此时，如果松开靠近心脏一侧的手指，静脉仍会保持瘪的状态。然而，如果松开远离心脏一侧的手指，这段静脉会迅速恢复充盈状态。通过这种方法，我们可以直观地判断静脉血液的流动方向。哈维利用这种实验方法，证实了肝脏并非静脉血流的中心，而是心脏。

手臂血管结扎实验

如果在上臂使用绳子进行轻度结扎，结扎的力度应足以阻断静脉血流，但不足以阻断动脉血流（由于浅表静脉位于皮下，较易被阻断，而动脉位于肌肉深层，需要更大的压力才能阻断）。这种情况下，静脉血流受阻，而动脉血仍然持续流入前臂（手腕处仍可触及脉搏），导致结扎点以下的前臂出现肿胀，静脉明显膨胀，皮肤温热。然而，如果在同一位置进行更紧的结扎，以至于动静脉血流均被阻断（手腕处不再能触及脉搏），那么结扎点以下的前臂会变得缺血苍白，皮肤变凉，而结扎点以上的区域则会出现肿胀。这表明动脉和静脉中的血液流动方向相反：动脉将血液送入肢体末端，而静脉则将血液从肢体末端送回心脏。

计算心脏血流量实验

通过观察动物跳动的心脏，哈维不仅对血流量进行了精确的计算，还首次提出了血液循环的概念。他估计心脏每次跳动的排血量约为 2 盎司（约 56.7 克）。考虑到心脏每分钟跳动约 72 次，通过简单的乘法运算，哈维得出每小时大约有 540 磅（约 244.9 千克）的血液从心脏排入主动脉。然而，这个数字远远超过了一个人正常的体重，更不用说血液的重量了。哈维对心脏泵血量的计算无可辩驳地证明了盖伦的血液理论是错误的。如此大量的血液持续流经心脏，只有一个合理的解释：血液在体内循环流动并被重复使用。

哈维关于血液循环的推理很有力度，但毕竟还属于逻辑推理，需要更多实证支持。因此，在提出这一假说后，他花费了9年时间深入探索人体的血液循环原理。为了详细了解血液循环的过程，哈维解剖了包括鹿、蛇、兔子在内的40余种动物。在每一次解剖实验中，他都细心观察研究并详细记录。通过这些大量的解剖实验，哈维用实际证据完整地描绘了血液循环的过程：心脏收缩时，血液从右心室经肺动脉流向肺部，同时从左心室进入外周循环；在心脏舒张时，血液从大静脉流入心房，然后从心房进入心室。

1628年，50岁的哈维将他的实验成果提升为理论，并发表了著名的专著《心血运动论》。在这部作品中，他通过翔实的实验数据，论证了人体血液以心脏为中心循环流动的理论。此时，距离他从医学院毕业已经26年。实际上，早在12年前的1616年，哈维就在伦敦公开阐述了他的血液循环理论，但当时没有引起任何反响。面对捍卫传统观念的各种压力，他花费了十多年时间搜集证据，最终正式挑战了盖伦的血液理论。

哈维的血液循环学说，首次科学地解释了血液运动的现象，彻底否定了在此之前的错误理论，并对医学科学的发展产生了极为深远的影响。然而，哈维的理论也并非完美无缺。从今天的视角来看，他的血液循环理论缺少一个重要环节，即没有明确的观察结果可以说明血液是如何从动脉进入静脉的。其实，答案就是如今众所周知的毛细血管。在哈维的时代，显微镜尚未普及，因此他无法观察到如此微小的结构。此外，当时的人们并不知道氧气的存在，更不了解人体细胞需要靠氧气维持生命。因此，哈维并不了解血液循环的生理意义，尤其是肺循环中吸收氧气的重要性。

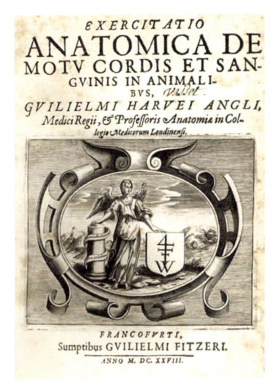

1628年哈维的《心血运动论》面世出版

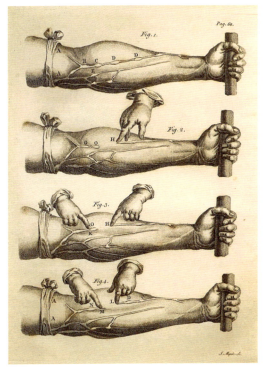

《心血运动论》中的插图

21

如同许多新科学发现的命运，哈维的著作一经问世便遭遇了激烈的反对。其理论不仅遭到教会的强烈抨击，而且还受到许多专家学者的围攻。他们指责血液循环理论是"荒诞的、无用的、虚妄的、不可能的、荒谬的、有害的"，更有甚者，直接将其视为江湖骗术。面对这些质疑，哈维内心笃定、不惧权威。正如他自己所言："一个有教养的人士应有对真理的热爱和率直。"经过艰难的20余年，哈维的血液循环理论最终被大多数人认可和接受。

哈维的血液循环理论在人类历史上首次清晰精准地描述了人体的动态生命活动过程。他不仅发现并证实了心脏的肌肉收缩是血液循环的机械原因，还将肌体解剖学结构与其相应的功能联系起来。更为重要的是，哈维将力学和定量实验引入生理学，使生理学真正成为一门科学，奠定了生理学的基础，并开启了近代生理学研究的先河。此外，哈维还一举推翻了影响欧洲乃至世界医学界一千多年的错误理论——"灵气动力说"，扭转了中世纪教会运用神学理论肆意解释医学的传统。

血液循环理论对医学的发展产生了极其深远的影响。基于这一理论，医疗实践得以将药物通过静脉注射分布至全身，同时也促进了输血技术的应用和发展。在此基础上，近代医生们开启了对心血管疾病的研究，并引领了心肺复苏技术的重大突破。因此，可以说哈维的理论引发了一场医学革命，使人们从此有了被治愈的希望。

心肺复苏：人类自救的史诗

半个世纪前，在医院外的各种现场，面对猝死及灾害事件导致的呼吸和心脏骤停患者，救助人员往往感到束手无策。即使能够将病人紧急送往医院，也往往因错过最宝贵的抢救时机而无力回天。

现代心肺复苏技术的原理源于医生对生理学认知的不断进步。自19世纪中叶起，随着外科灭菌术与麻醉技术的诞生，外科学进入了快速发展的黄金时代，许多曾经的手术禁区也不断被突破。然而，在那个麻醉技术尚不成熟的年代，外科医生时常面临麻醉意外的挑战，当时，外科医生往往兼任麻醉科医生，当麻醉药品过量时，病人常常猝死在手术台上。由于当时的急救技术有限，大多数病人因此丧失生命。

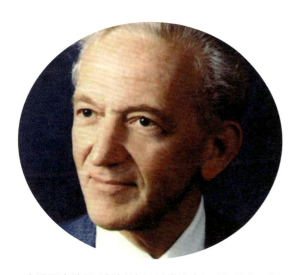

麻醉医生彼得·沙法教授，被誉为"心肺复苏之父"

彼得·沙法教授（Peter Safar）出生于奥地利维也纳。他在维也纳大学完成学业后，前往美国耶鲁大学深造外科医学。1954年，他被任命为巴尔的摩市立医院麻醉科主任。1958年，通过广泛的文献阅读与实践验证，彼得·沙法教授与其他专家共同开发了仰头抬颏法以开放气道，以及口对口人工呼吸法。1960年，约翰斯·霍普金斯大学教授考恩霍文（William Kouwenhoven）等人发现胸外按压可以在动物体内产生血压及脉搏。随后，彼得·沙法教授撰写了《复苏ABC》一书，首次提出了ABC理念，即气道（Airway）+呼吸（Breathing）+循环（Circulation）的组合急救概念，这被视为现代心肺复苏术的理论基础。因此，彼得·沙法被誉为"心肺复苏之父"。自1966年美国心脏协会（AHA）发布首个心肺复苏指南以来，心肺复苏术在全球范围内得到普及，无数因心源性猝死、意外伤害导致呼吸和心脏骤停的患者得到了及时有效的救护，心肺复苏术也被誉为"世界第一救命技术"。

当我们用今天的眼光来回顾心肺复苏技术错综复杂的发展史时，在当时那种"有技术、有需求、有实践"的背景下，这项技术由外科医生和麻醉科医生共同推动发展就显得顺理成章。

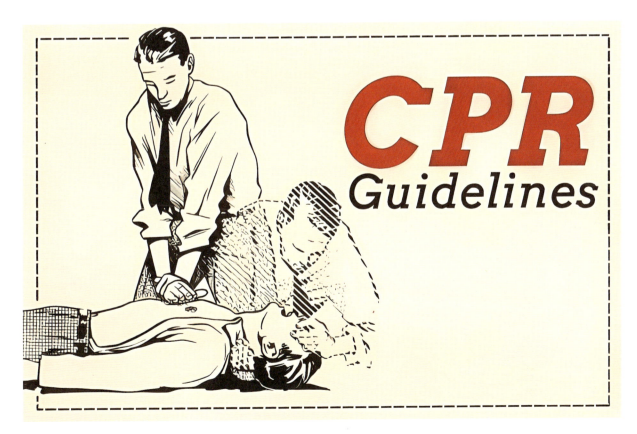

美国心脏协会（AHA）心肺复苏指南（CPR）插图

由于标准缺乏、培训不足、管理体系不完善以及软硬件设施需要改进等原因，中国在心脏猝死院外抢救方面曾长期面临两大挑战：院外抢救成功率和公众心肺复苏培训率均低于 1%。为应对这一问题，中国医学救援协会与中华护理学会于 2018 年 8 月 12 日共同发布了《现场心肺复苏和自动体外心脏除颤技术规范》团体标准。自该标准发布以来，中国医学救援协会开始定期举办全国性的心肺复苏师资培训班。这些培训班的毕业学员具备开展心肺复苏与心脏除颤培训的资格，并将在协会的指导和管理下，在全国范围内推广和普及心肺复苏技术。

从塞纳河畔的微笑到百万次重生

在心脏骤停发生时，心肺复苏术（CPR）是挽救生命至关重要的步骤。如未能及时施救，患者 4 分钟便会出现脑细胞死亡。如今，掌握心肺复苏操作不仅是医学生的必备基础技能，也是公众急救知识培训的核心内容之一。

那么，你是否曾好奇过，学习急救技能时那个用来练习 CPR 的假人究竟是"谁"？她有许多名字——塞纳河畔的蒙娜丽莎、复苏安妮，以及"全世界被最多人亲吻过的女孩"。

现今，我们用于心肺复苏练习的人体模型的面容源自一位 19 世纪溺水的法国少女。几乎每个医学生都无数次呼唤过她的名字，急迫地问她："你还好吗？"甚至，绝大多数人第一次"公开接吻"的对象，都是她——复苏安妮（Rescue Annie）。

19 世纪 80 年代，在巴黎卢浮宫旁的塞纳河里，人们发现一位因溺水失去生命的少女，让所有人惊叹的是在她的脸上没有恐惧，只有幸福的微笑。当时，一位病理学家被她的容貌深深触动，便请人为她的脸庞做了石膏模型，以此保存她那宁静而美丽的表情。后来这个面部模型被众多文学家和艺术家取了一个好听的名字——塞纳河畔的蒙娜丽莎。进入 20 世纪 60 年代，医学界为了规范心肺复苏技术的操作培训课程，在制作教具时使用了这位少女的面容，并亲切地称其为复苏安妮。通过这种方式，她的形象不仅帮助了无数人掌握救命技能，也承载着一个深刻的愿望：通过教育和训练，减少类似悲剧的发生。

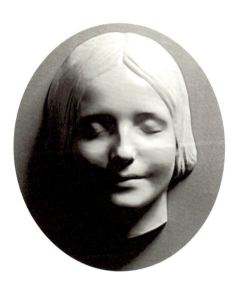

复苏安妮石膏面具

虽然复苏安妮无法亲自讲述她的故事，但通过她对急救医疗训练的影响，她已间接拯救了成千上万的生命。1972年，世界上首个大规模心肺复苏培训项目在美国西雅图启动，这标志着心肺复苏技术教育普及工作的全球性展开。这一举措不仅打破了只有在医院内才能进行猝死抢救的传统观念，也改变了只有医生才能成为猝死病人唯一救星的理念。

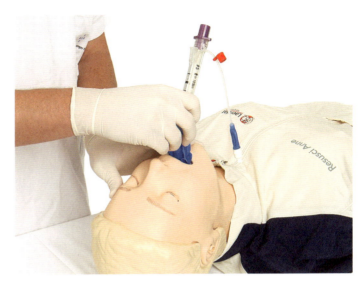

心肺复苏练习假人复苏安妮

复苏安妮的存在和她所代表的训练模型，成为普及心肺复苏知识和技术的象征。她的"面容"出现在无数的训练课程中，激励着一代又一代的医学生和公众学习这项关键的救命技能。通过这种方式，她不仅延续了自己的"生命"，也为无数面临心脏骤停风险的人提供了生存的希望。

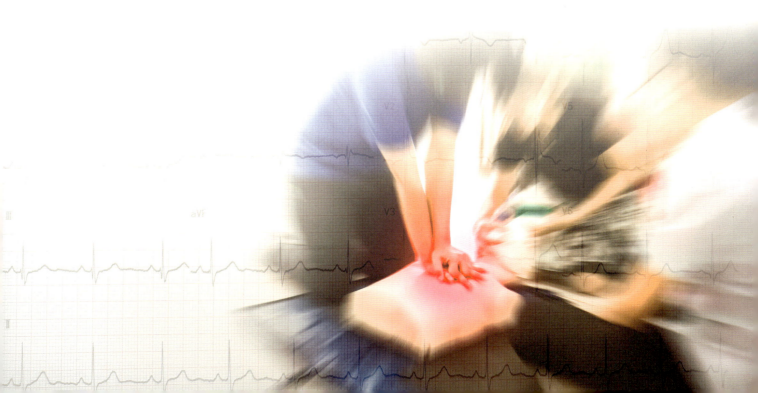

病理学：显微镜下的"浪漫"世界

一沙一世界，一花一天堂。无限掌中置，刹那成永恒。

——威廉·布莱克《天真的预言》

在微小的生命与事物之中，往往蕴含着整个宇宙的真理与智慧。即使是显微镜下的一个细胞，也以独特的方式诉说着自己的故事。只要我们用心去感受，就会发现这个世界充满了无尽的美丽和智慧。

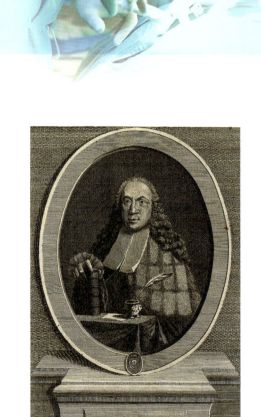

莫尔加尼，病理解剖学奠基人

病理学是研究疾病发生发展规律、阐明疾病本质的一门医学基础学科，是医学科学实践的基础。如果把医学比喻为一棵大树，那解剖学、生理学、生物化学等基础医学就是地面以下的树根，提供着丰富的知识养分；临床医学，包括外科学、内科学、妇产科学、儿科学等，则如同这棵大树上茂盛的枝叶，展现着医学的应用与成果；而病理学就是连接树根和树枝的树干，它不仅吸收了基础医学的精髓，还通过输送知识和理解滋养着临床医学各分支的持续发展。

器官病理学：病灶概念的诞生

随着文艺复兴后解剖学的不断发展，人类对疾病状态下的人体器官变化的认识日益深入。在临床医学发展的历程中，一个关键的转折点便是病理解剖学的建立。18 世纪初，意大利医学家乔瓦尼·巴蒂斯塔·莫尔加尼（Giovanni Battista Morgagni，1682—1771）通过多年对数百例尸体解剖的观察，将病例的临床表现、死亡原因与尸检发现进行对比分析，成功证明了疾病的症状与病变器官有着密切的关系。他的研究表明，通过观察器官的解剖学变化，可以判断疾病的性质和症状产生的原因。1761 年，莫尔加尼发表了他一生中最重要的著作——《论疾病的定位和原因》，从解剖学的角度解释了疾病的原因和进程，从而创立了器官病理学。在书中，他提出的一个非常重要的观点是确立疾病的"病灶"概念。

从此，机械论、还原论的自然观成为西方医学理论的基石。西方医学进入了一个以寻找病灶为核心的还原论逻辑时代。病灶观念的深远影响体现在诊断学上的许多发明和理论中，从早期的叩诊、听诊到现代的 X 射线、CT 扫描、MRI，以及胃肠镜、膀胱镜等各种内窥镜技术都是围绕定位和分析病灶展开的。应当承认，机械论、还原论的自然观把人当作一台机器来研究，在医学发展之初是必要且可行的。尽管现今我们认识到人体并不简单是一台机器，但在当时，这种观念代表了一次革命性的进步，使得科学家们能够逐步研究人体各部分器官的功能。如果没有这样的概念转变，医学研究可能会停留在自然哲学的层面，虽然这种哲学可以自圆其说，但却无益于深入理解人体的复杂性。

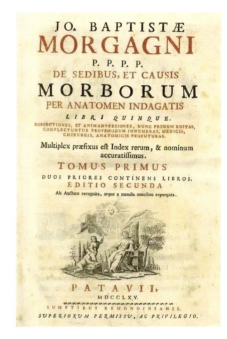

《论疾病的定位和原因》封面

病灶，即特定的病理变化发生在特定的器官或组织中，这一观念对医学的发展产生了深远的影响。

近代病理学和实验外科：勿空想，多实验

18 世纪是近代病理学和实验外科学发展的开端，这些工作都和约翰·亨特（John Hunter，1728—1793）有关。作为英国著名的外科学家和解剖学家，亨特是近代实验外科学和病理学的奠基人之一。亨特的研究极具价值，尤其是在利用实验动物来了解外科疾病的病理生理基础方面。他强调所有生物的结构和功能之间都存在着密切的联系。他的研究范围广泛，不仅限于人体解剖学，还包括对各种动物的研究，比如海鸥、鹰、猫头鹰、蜥蜴、家禽、猪、野狗、猎犬，等等。

　　他留下的近 14000 件比较解剖学和病理学标本成为后人宝贵的财富。亨特提出了"结构决定功能"的理念，即疾病引起的结构变化会直接影响器官或组织的功能。这一理念对于解释疾病的发生、发展和预后具有重要意义。

　　亨特的四部主要专著——《论人类牙齿的进化》《性病论》《动物机体某些部位的观察》《论血液、炎症和枪弹伤》——涵盖了发炎、休克、血管系统疾病以及性病等课题。他不迷信前辈权威的观点，而是将外科实践建立在科学实验的基础上，为现代外科学的发展奠定了基础。他的名言"勿空想，多实验"激励了一代又一代的外科医生，他的研究被视为外科学从手工技术发展为科学学科的标志之一。

从解剖刀到进化论：约翰·亨特的医学大冒险

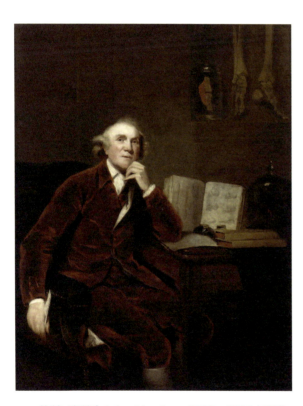

约翰·亨特（John Hunter，1728—1793）肖像，现藏于英国国家肖像美术馆

　　约翰·亨特出生于 18 世纪的苏格兰。他的职业生涯得益于他的哥哥——著名妇产科医生威廉·亨特（William Hunter）的提拔。1748 年，20 岁的亨特加入了威廉·亨特在伦敦创办的解剖学校，担任教学助理，负责准备解剖标本。对自然科学充满兴趣的亨特立刻展现出了他在解剖方面的非凡才能。

　　亨特在哥哥的解剖学校工作多年，其间参与解剖了 2000 多具尸体，并进行了大量的动物实验。1760 年，亨特受命成为一名军医，在法国和葡萄牙度过了三年的军旅生涯。这段经历使他积累了丰富的枪伤治疗经验，并为其逝世一年后出版的病理学巨著《论血液、炎症和枪弹伤》奠定了坚实的基础。书中，亨特提出对于战场上的简单枪伤，"不治"反而预后更好，因为非无菌操作的"清创"更容易造成感染和死亡。他还首次发现了炎症使血细胞下沉加速的现象，并提出炎症不是疾病的原因，而是机体对疾病的反应。

1763 年，亨特退伍后返回伦敦，开设了一间私人诊所。次年，他在伦敦创办了自己的解剖学校——亨特学校。亨特继续怀揣着对大自然的好奇心，将所有时间都投入动物实验研究。他强调所有生物在结构和功能上都存在关联，并认为外科医生应了解身体对外伤、疾病或环境变化的反应。他鼓励学生们"勿空想，多实验"（Don't think, try the experiment），将获得的知识用于治疗患者。由于亨特研究的实用性，他深受大众和同行的爱戴，39 岁就被选入英国皇家学会，48 岁时被任命为国王乔治三世的御医。

1783 年，55 岁的亨特在莱斯特广场购置了一座大房子，用于他最大的爱好——收集生物标本。在那里他能够将他的藏品安排成一个教学博物馆，用于研究和教授医学生。随着亨特的名声越来越大，他获得了许多来自世界各地的稀有标本。到 1793 年亨特去世时，他的博物馆已经收藏了 500 多种不同动植物的近 14000 件标本。1799 年，亨特收集的解剖标本被移交给了英格兰皇家外科医学院保管。然而，令人遗憾的是，在 1941 年 5 月，一枚燃烧弹直接击中了英格兰皇家外科医学院的大楼，导致博物馆三分之二的藏品被毁。与亨特同时代的大多数外科医生只教授人体解剖学，而亨特的讲座则侧重于比较解剖学，即研究所有生物的结构和功能之间的关系。比较解剖学后来发展成为进化生物学这一学科领域。亨特对外科实践做出了多项重要贡献，他通过密切观察和实验推动了循证医学的发展，为外科实践提供了相关的依据。他的收藏也是 18 世纪欧洲科学家们广泛探索生物本质的独特见证。

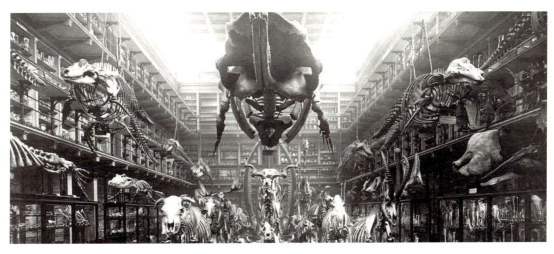

英国亨特博物馆的第 5 号展厅展示的比较骨学相关内容，拍摄于约 1899 年，存于英国皇家外科学院档案馆

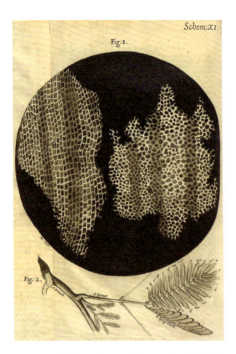

胡克绘制的在显微镜下观察到的木栓细胞图（《显微图谱》插图），这是显微镜下人类首次看见木栓细胞结构

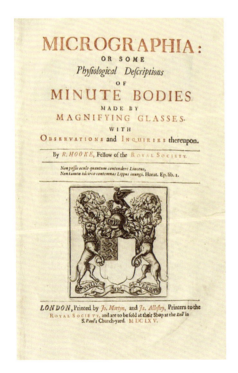

《显微图谱》（*Micrographia*），胡克以绘画的形式展现了显微镜观测的结果

细胞病理学：显微镜下的星辰大海

1662 年，年轻的科学家罗伯特·胡克（Robert Hooke，1635—1703）成为新成立的英国皇家学会的实验管理员。在这个职位上，他利用改良后的显微镜观察了各种物质。在观察木栓时，他发现其结构在显微镜下呈现出一系列腔室，类似于修道院中的单人小室，因此他将这些结构命名为"cell"，即我们今天所熟知的"细胞"。他将自己的发现在 1665 年整理，并出版了《显微图谱》一书，这本书成为皇家学会首部具有广泛影响力的著作。

列文虎克（Antonie van Leeuwenhoek，1632—1723）比胡克年长 3 岁，年轻时是荷兰代尔夫特的一名布商。他没有接受过太多的正规教育，只会讲荷兰语，不懂英语和拉丁语。1668 年，列文虎克访问伦敦，可能就是在那时，他接触到了胡克的《显微图谱》。书中描绘的巨大跳蚤插图或许触动了这位布商，使他对显微镜产生了兴趣。回到荷兰后，他开始研究透镜，开启了一段持续半个多世纪的单式显微镜制造和观察生涯。列文虎克制造的显微镜结构极其简单：一个极小的玻璃珠作为单透镜安装在黄铜板上的小孔中，标本放置在镜头前的突出尖点上，通过转动两个螺丝来调整位置和焦距。只需将眼睛靠近透镜，就能观察到放大的标本。令人惊讶的是，列文虎克的显微镜最多可将标本放大至 275 倍。直到 19 世纪 30 年代消色差显微镜镜头的出现，列文虎克的镜头才被超越，这意味着他的显微镜性能在世界上领先了长达 150 年。

列文虎克利用他制作的显微镜"打开了新世界的大门"，为后世科学家提供了探索这个新世界的工具，使他们能够不断突破观测的极限。列文虎克就像一位探险家，率先从人类熟知的日常尺度进入了一个无法想象的、梦幻般的微小世界。借助显微镜，他不仅证实了毛细血管的存在，还成为第一个看见并描述红细胞的人。

1688 年，列文虎克在描述显微镜下观察蝌蚪尾巴的血液循环时写道：

> 呈现于我眼前的情景太激动人了，……我不仅看到，在许多地方，血液通过极其细微的血管从尾巴中央传送到边缘，而且还看到，每根血管都有弯曲的部分即转向外，从而把血液带向尾巴中央，以便再传到心脏。由此我明白了，我在这动物中所看到的血管和被称为动脉和静脉的血管事实上完全是一回事；这就是说，如果它们把血液送到血管的最远端，那就专称为动脉，而当它们把血液送回心脏时，则称为静脉。

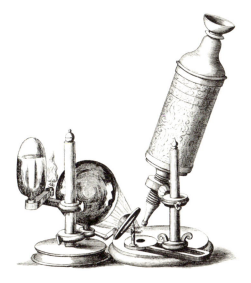

胡克使用的能将标本放大 30 多倍的复式显微镜

至此，毛细血管的发现补上了哈维血液循环理论中缺失的关键一环。

1675 年，列文虎克首先在盛放雨水的罐子里发现了单细胞微生物；1683 年，他又在自己的牙垢物中发

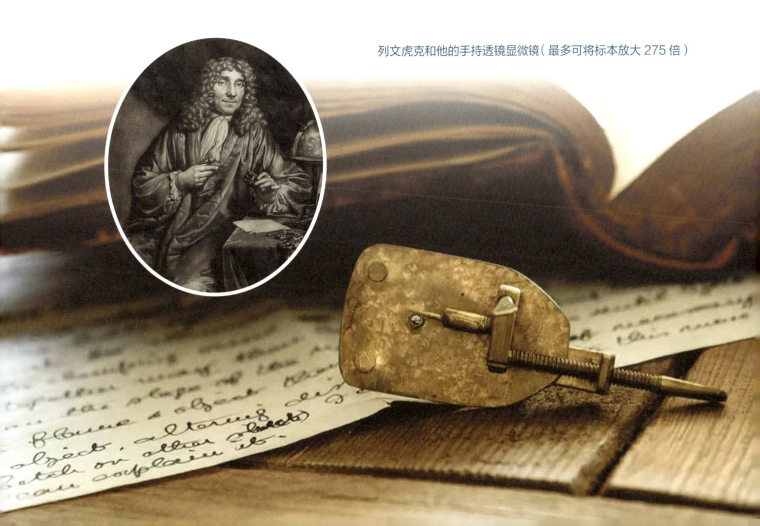

列文虎克和他的手持透镜显微镜（最多可将标本放大 275 倍）

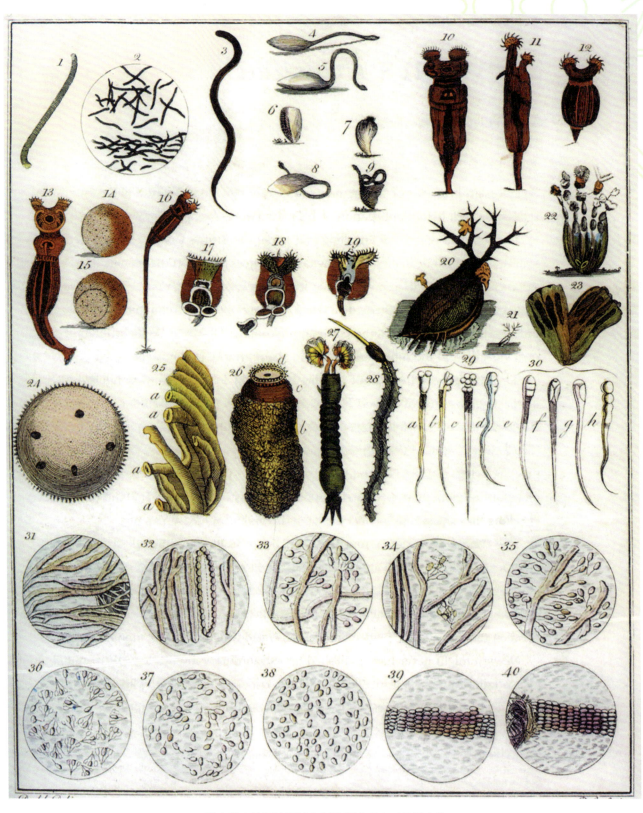

列文虎克绘制的通过自制显微镜观察到的微生物

现了更小的单细胞生物。200 多年后，人们才搞清楚列文虎克发现的微生物是细菌。随着列文虎克的名气越来越大，有一天，一位记者来采访他，问道："列文虎克先生，你的成功'秘诀'是什么？"列文虎克想了想，没有说话，而是伸出了他那因长期磨制透镜而满是老茧和裂纹的双手。

尽管列文虎克缺少正规的科学训练，但他对肉眼看不到的微小世界的细致观察、精确描述和众多惊人发现，对 18 世纪和 19 世纪细菌学、原生动物学、细胞病理学的发展起到了奠基作用。他根据简单显微镜所看到的微生物而绘制的图像，即使在今天看来依然是正确的。然而，由于基础知识薄弱，他的报道内容仅限于观察到的一些事实，未能上升为理论。他的显微镜制法由于保密，有些至今仍是未解之谜。

令人遗憾的是，在人类首次利用显微镜观察到细胞之后的 170 多年里，并没有人对生物细胞进行科学的概括。第一次显微镜技术浪潮未能产生细胞学说，原因主要有两个方面：首先是器械和样品制备方法的限制，如显微镜镜片的制作和运用主要依赖个人的技术和经验，进步和推广缓慢且困难，这限制了细胞研究的深入；其次，当时部分科学家虽然积累了丰富的细胞观察资料，但缺乏系统的科学归纳和理论总结的能力。

1838—1839 年，德国植物学家施莱登（Matthias Jakob Schleiden）与动物学家施旺（Theodor Schwann）提出了细胞学说，该学说认为细胞是动植物结构和生命活动的基本单位。1858 年，传教士韦廉臣（Alexander Williamson）、艾约瑟（Joseph Edkins）和数学家李善兰编译了《植物学》，其中的"聚胞体乃聚无数细胞为一体，诸细胞相黏合"被认为是英文单词"cell"首次被译为中文的"细胞"。

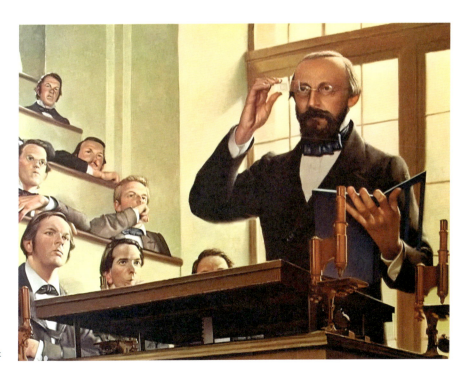

鲁道夫·魏尔啸的病理学演讲

随着显微观测技术的革命性进步，病理学研究在 19 世纪中叶实现了认知的跃迁。德国病理学家鲁道夫·魏尔啸（Rudolf Virchow，1821—1902）突破了传统病理学的宏观观察局限，在施莱登、施旺的细胞学说基础上，首次通过显微成像技术揭示了疾病组织中的细胞级病理改变。在其划时代的著作《基于生理和病理组织学的细胞病理学》（1858 年）中，魏尔啸提出了两大核心理论。其一，"一切细胞来自细胞"（Omnis cellula e cellula）的经典论断，通过确立"细胞分裂"机制完善了细胞学说体系，彻底终结了生命自然发生说的理论争议；其二，首创"细胞病理学"理论框架，强调细胞作为生命基本单元的核心地位，提出"机体即细胞集合体"的解剖学认知，将疾病本质定义为细胞形态与功能的异常。

这一理论突破在方法论层面推动了病理诊断从器官形态学观察转向细胞显微病理分析；在认知维度上，建立了"疾病源于细胞病变"的现代医学解释范式；在临床实践中，通过光学显微镜技术实现了组织病理可视化诊断，使疾病检测准确率实现量级提升。细胞病理学不仅为现代医学构建了从病因溯源到预后评估的系统性认知框架，更被国际医学界公认为现代病理学发展的奠基性理论，并推动着外科精准医学的技术演进。为铭记鲁道夫·魏尔啸在病理学领域的开创性贡献，柏林市政厅于 1910 年在柏林米特区竖立了一座纪念碑，象征着魏尔啸对现代医学的持续启迪。

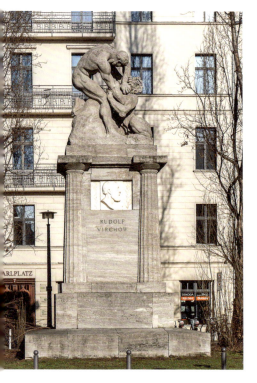

德国柏林鲁道夫·魏尔啸纪念碑

"医生中的医生"

病理学既是一门医学基础学科，又是一门实践性很强的临床学科。在临床操作方面，病理学利用形态学变化知识分析样本，以辅助医师诊断和开处方；在研究方面，则试图解释疾病造成生理变化的未知现象。

在现代医院中，由于工作的特殊性，大家所接触的病理科通常只是一个小小的窗口。里面的医生大多极其低调，常常沉浸在桌前显微镜下的小世界里一整天。其实病理科是综合医院必不可少的科室之一。病理诊断是疾病诊断的金标准。临床医师根据病

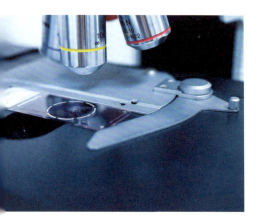

现代显微镜观察病理切片

理报告决定疾病的治疗方案、评估预后。因此，病理医生在医院被称为"医生中的医生"（Doctor's Doctor）。

在为手术中的病人做术中冰冻病理诊断时，外科医生切取局部少量或全部病变组织，即刻送往病理科制作冷冻切片。病理医生在显微镜下观察病变性质后迅速做出的病理诊断，为手术医生提供手术方式和切除范围的参考。他们没有掌握生与死的能力，但从他们手中出具的每个结果，都可能是病人生命的分水岭。他们就是病理科医生，被称为"生命的法官"。

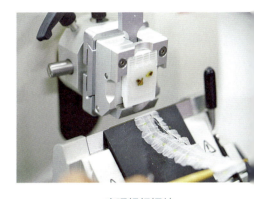

病理组织切片

外科手术与病理学的结合，使外科学建立在坚实的理论基础上，让外科医生脱离了单纯的技能性职业，而使外科手术成为能够左右疾病病理进程的有效手段。对急性阑尾炎患者进行阑尾切除术便是外科手术干预炎症过程的成功案例。所有肿瘤外科手术的创新和改进，都是建立在对肿瘤病理学的认知不断进步的基础上完成的。直至现在，"外科医生的病理学知识决定他的外科水平"这一观点仍然是无可争议的。

与病理科医生相伴时间最长的不是病人，而是显微镜和病理标本。一张优质的病理切片需经过取材、固定、脱水、包埋、切片、染色等50多道工序，程序复杂且严谨，这些工序都将为病理医生的准确诊断提供可靠保障。有的病例还需要进行免疫组化及分子病理检测，才能得出更精准的病理诊断。病理科医生虽身处幕后，但他们在临床实践中却发挥着不可替代的作用。病理诊断被视为疾病诊断的"金标准"，其结论直接影响诊疗方案的制定与调整。这种关乎诊疗方向的关键定位，要求他们在临床工作中始终保持高度专注，并对每例诊断都秉持审慎严谨的职业态度。

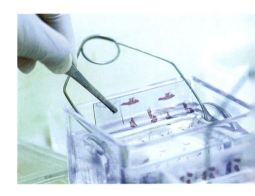

病理切片染色

要完成这一重任，靠的是一台显微镜以及他们敏锐又富有洞察力的双眼。法国雕塑家奥古斯特·罗丹（Auguste Rodin）曾说："世界上并不缺少美，只是缺少发现美的眼睛。"每一位病理科医生都有着属于自己的一方小小世界。他们每天与各种切片和显微镜打交道会不会感到厌烦呢？当然不会！因为那些病理切片中隐藏着不为人知的美丽风景，或许这就是病理学家的心理学墨迹测验。希望每一位病理科医生都能享受这份静心钻研的心境，常保这份执着与纯真，不忘初心。

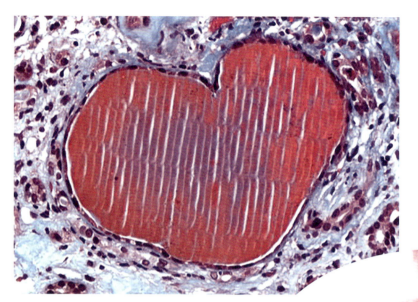

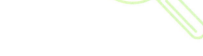
骨活检中一枚"微笑"的骨小梁

肾穿刺活检切片中肾小管管腔内形如
爱心且浓缩红染的蛋白管型

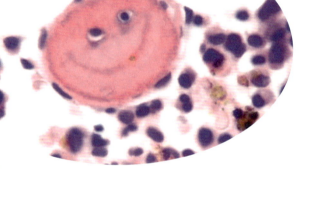

吃胡萝卜的腮腺小兔，瞧它那坨小尾巴！

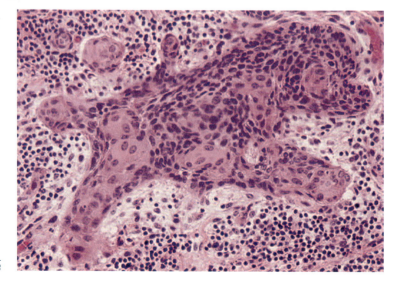

犹如活泼的小狗形状的外阴鳞状细胞癌

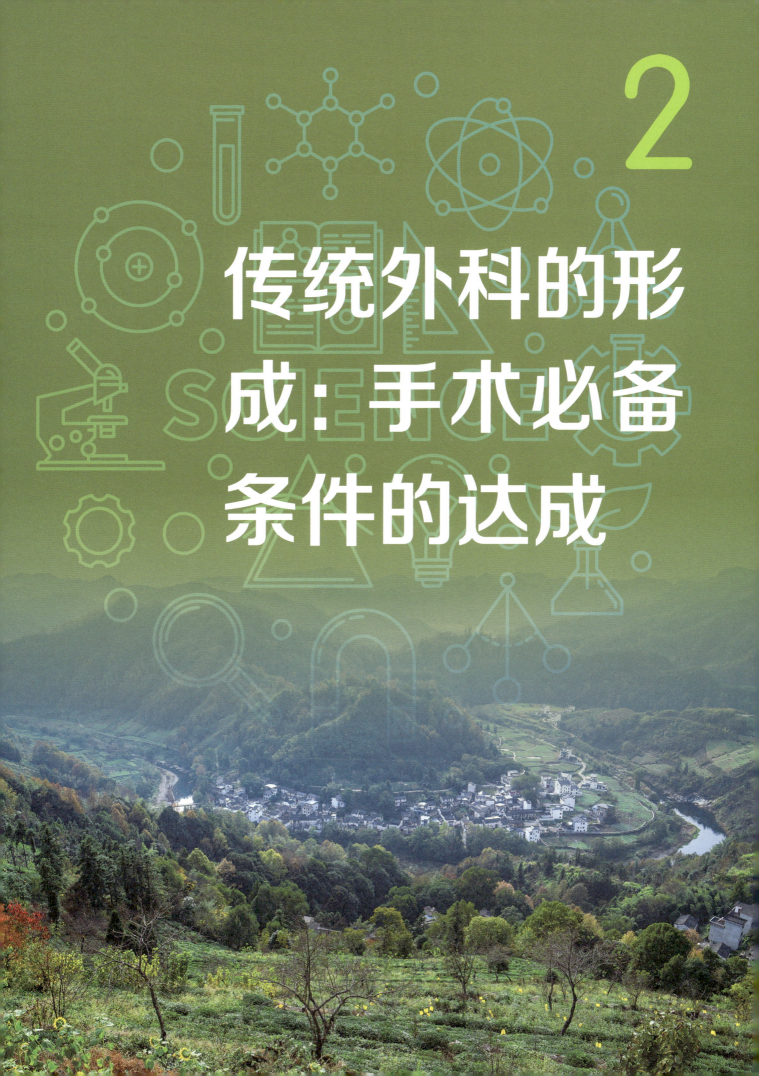

2

传统外科的形成：手术必备条件的达成

止血术：工欲善其事，必先利其器

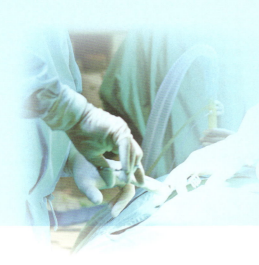

人类从刀耕火种的时代走到今天的信息时代，生产工具的发展不断推动着生产力的解放。孔子曾言："工欲善其事，必先利其器。"这表明，只有珍视并善用工具，才能事半功倍。同样，外科手术的发展也离不开手术器械的进步。正是止血器械等关键工具的不断发展，加速了外科学的崛起和进步。

历史上，中医很早之前就掌握了一种独特的止血方法：使用新鲜稻草烧成的草木灰来止血。这种草木灰在高温燃烧过程中不会滋生细菌，且其碱性特质有助于消毒。当草木灰遇水时，能迅速在伤口表面形成保护层，有效止血。然而，这种止血方法显然只能应对较轻微的出血情况。

在西方，早在公元 2 世纪，古罗马人便开始采用烧灼的方式来进行伤口止血。他们将烙铁或石块加热至发红，然后在完全没有麻醉的情况下，将其直接按在患者的伤口上。这种做法通过高温凝固血管以达到止血的目的，但同时也会不可避免地损伤周围的肌肉、神经、皮肤等组织。这样的处理方式，不仅不利于伤口愈合，还容易引发感染，患者也常常因难以忍受疼痛而在手术过程中晕厥。

火药的发明与战争创伤的升级

通常，人们认为医学的进步与和平时期的知识积累和科技发展息息相关。然而，回望历史，我们惊讶地发现，战争——这种极端的人类行为，竟在无意间成了医学快速发展的催化剂。

中国很早就将火药用于军事作战，早在元朝时期就发明了铜制火铳（1290 年至 1332 年）。

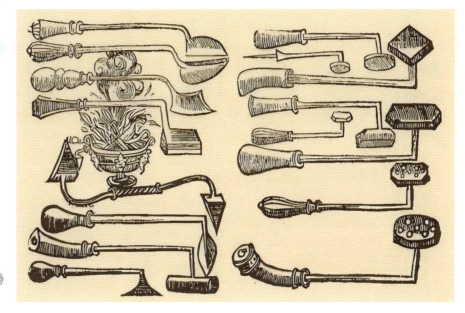

帕雷所著《铳创疗法》
中的插图：各式烙铁

这一创新通过阿拉伯人的传播，迅速传入欧洲，并在战争中得到广泛应用。在人类历史上，每当一种革命性的新武器出现，随之而来的就是军队作战方式乃至整个社会关系和世界格局的巨大变革。

对于由刀剑和长矛造成的砍伤和刺伤，如果能及时清理和包扎，并且未伤及内部器官，人体有一定概率可以自愈。然而，火枪造成的创伤面积要远远大于刀剑的割伤。这主要是由于子弹在人体内产生空腔效应，即使创面不大，也会对内部组织造成严重破坏。此外，火枪使用的铅弹材质较软，撞击骨头时容易变形，可能有大量铅残留，导致士兵中毒。火枪造成的创伤更为复杂，伤口更深且时常混有异物，极易感染。然而，在中世纪，医生们对微生物的存在仍一无所知，这进一步加剧了治疗的困难。

最初，外科医生误以为枪伤处的中毒和发炎是由于子弹射入人体时带入了火药。因此，在 15 世纪末至 16 世纪初，欧洲的军医主要研究如何从伤口中清除火药残留。当时的医生错误地认为枪伤本身是有毒的，为了去除这些"毒素"，他们甚至用滚油浇淋伤口。对于大伤口或需要截肢等会大量出血的情况，他们则沿用古罗马时期的烙铁止血法。由于当时还没有麻醉药物，伤员不仅要忍受伤口的疼痛，还要承受滚油和烙铁带来的剧烈灼痛。这种低效且残酷的方法不仅加重了士兵的痛苦，还造成了极为严重的二次伤害。直到法国外科医生安布鲁瓦兹·帕雷（Ambroise Paré，1510—1590）的创新，这种落后的止血方法才得以终结。

理发师外科医生与放血疗法

在现代人的观念中，理发师与外科医生是两个截然不同的职业。然而，在中世纪的欧洲，这两个职业却能奇妙地合二为一。从 12 世纪到 19 世纪中叶，理发师外科医生（barber-surgeon）是欧洲主要的外科医疗提供者，他们同时承担理发和外科手术的工作。如今，在医学史的研究中，理发师外科医生被视为现代外科医生的前身，这一看似荒诞的存在揭示了医学发展过程中的困境与矛盾。

在近代医学科学时代到来之前，医生的角色远不止现代意义上的"医生"，他们承担着多种社会职能，而不仅仅提供医疗服务。在 12 世纪以前的西方世界，教会医学占据主导地位，教士不仅负责宗教事务，还掌握了当时为数不多的外科技术。中世纪的基督教对神职人员的发型有特殊要求，公元 664 年的惠特比宗教会议规定圆顶剃头为修士的标准发型。这种在头顶剃去一片圆形头发的独特发型，称为"圣彼得发式"，成为基督教神职人员的标志。由于教义的要求，教士在日常生活中离不开理发师，而熟悉刀具使用的理发师有时也会协助教士进行外科手术。

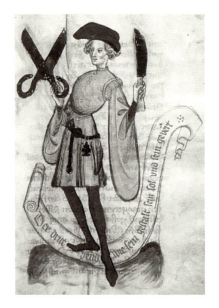

中世纪欧洲理发师外科医生画像

12 世纪开始，随着欧洲大学的兴起，理性与宗教之间的矛盾冲击了教会医学的知识体系，同时也为外科医学的发展提供了契机。由于中世纪尚未建立统一的行医资格标准，各类非"科班出身"的医疗从业者得以存在。

1163 年，在图尔斯宗教会议期间，罗马教皇亚历山大三世颁布敕令，禁止教士从事外科手术，因为基督教会认为与血液接触会玷污信徒的圣洁。这一决定直接导致了外科与教会医学的分离。由于当时大学数量有限，受过正规大学教育的外科医生寥寥无几，而社会对外科手术的需求却十分旺盛，这使得原本由教士主导的外科手术逐渐转移到较为熟悉此类操作的理发师手中，从而催生了理发师外科医生这一职业。

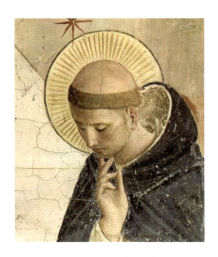

佛罗伦萨圣马可修道院宗教壁画
中神父圣多明我的圣彼得发式

与传统的内科医生使用验尿术、占星术诊断和治疗疾病的方法不同，中世纪欧洲的理发师外科医生主要依赖放血疗法。体液学说为这种疗法提供了理论依据。被誉为"西方医学之父"的希波克拉底，基于古希腊的"四元素理论"，提出了对西方医学影响深远的体液学说。该理论认为人体中含有四种体液：血液、黏液、黄胆汁和黑胆汁，这些体液在体内自然形成，不断消耗又不断产生，维持着一定的平衡状态，并对健康和疾

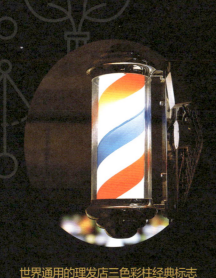

世界通用的理发店三色彩柱经典标志

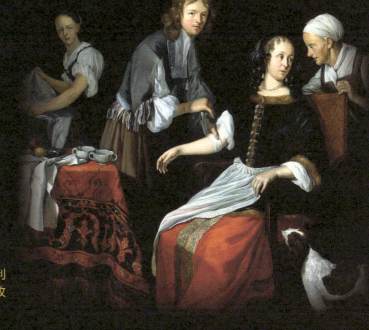

《放血治疗》，1666 年，雅各布·图伦夫利特（Jacob Toorenvliet），伦敦维尔康姆收藏馆藏

病有着重要影响。基于这一理论，许多医生采用催吐、通便、出汗或放血等方法来维持体液平衡，以达到治疗的目的。作为希波克拉底的继承者，盖伦进一步发展了这一理论，认为发烧、中风和头痛都是由血液过多引起的。在长达一千多年的时间里，盖伦的理论被基督教视为不可置疑的医学"圣经"，因此放血疗法成了当时欧洲普遍采用的治疗方法。

到了 1540 年，英格兰国王批准成立了理发师与外科医师联合会。该公会的章程明确规定，理发师的职责之一就是担任放血医师。德国工匠诗人汉斯·萨克斯（Hans Sachs）曾以理发师外科医生的口吻，生动地描述了他们的日常工作："我遍布四方；精于制作药膏和治愈新伤；无论你是患有骨折、慢性感染、梅毒、白内障，还是坏疽，都不用心慌；拔牙、剃须、洗剪头发也是我擅长；还有放血，我最喜欢。"

放血疗法，因需用刀切开患者的静脉，也被称为"静脉切开术"。放血治疗后需要包扎，要用到大量绷带。这些反复使用的绷带在清洗后需要晾晒，通常挂在理发店门口的柱子上，于是飘荡着绷带的柱子就成了招牌，告诉人们这里提供放血服务。久而久之，以红、白、蓝三色分别代动脉、纱布和静脉的彩柱成为理发店的经典标志，流传至世界各地并沿用至今。尽管放血疗法作为

柳叶刀传奇

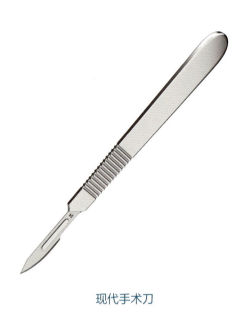

现代手术刀

一种传承了3000年的治疗方式在东西方多种传统医学中"久经考验"，但由于缺乏医学证据支持其有效性以及无法保障安全性，现代医学已将其摒弃。

历史的进步归根到底是人的进步。在追寻外科医学发展历史的旅途中，透过古老的诗歌、斑驳的壁画、尘封的典籍，我们得以一窥医生这一平凡而又伟大的职业的发展变迁。理发师外科医生群体虽然出身低微，受教育程度普遍不高，但他们几乎承担了当时外科学相关的大部分工作，解决了专业外科医生人手不足的问题。比如，中世纪的欧洲战争不断，火药武器的普及显著增加了战场创伤的复杂性和致命性。在理发师兼职外科医生的社会背景下，理发师外科医生成为随军医疗服务的主要提供者，在战场上发挥了巨大作用。从理发到手术，从放血到止血，看似荒诞的背后也隐藏着其合理性与必然性。

理发师外科医生所使用的放血治疗刀具经过不断改进，逐渐发展为形似柳叶的双刃小刀，成为现代手术刀的雏形。因此，手术刀在英语中被称为"lancet"（柳叶刀）。秉承"让智慧和真理之光照耀，并像锋利的柳叶刀切除无用之物"的创刊理念，1823年，英国外科医生兼国会议员托马斯·瓦克利（Thomas Wakley，1795—1862）创办了著名的医学期刊 *The Lancet*（中文名《柳叶刀》），象征对医学技术革新不懈的追求。时代在变，世界在变，但柳叶刀早已成为无数外科医生心中不变的精神图腾。

帕雷止血法的发明

在中世纪教会医学背景下，接受大学古典医学教育的医生们奉盖伦的医学知识为圭臬，缺乏独立思考的态度，导致外科医学长期停滞不前。而擅长实践和手工操作的理发师外科医生却敢于打破常规，一定程度上推动了外科技术的进步。其中，法国的理发师外科医生帕雷是这一群体中的佼佼者。他反对教条主义，将观察和实验的方法运用到外伤治疗中，并发明了止血钳，挽救了无数士兵的生命。

1510年，帕雷出生于法国西北部小城拉瓦勒郊外的一个小村庄。他的父亲是一位做家具的工匠。帕雷15岁时开始在兄长手下当医疗理发师学徒。1536年，法国和意大利爆发了战争，刚结束学徒生涯的帕雷决定前往战场为伤兵服务，成了一名随军医生。

为士兵处理伤口是当时军医的主要工作。虽然用滚油处理伤口非常残忍，但这是当时整个外科行业奉行的标准，谁都不敢违反。帕雷初到战场时也是使用滚烫的接骨木油治疗枪伤。

1537 年，在进攻都灵的战役中，战争胶着数月，伤员众多，帕雷的接骨木油用完了，于是他用蛋黄、玫瑰油和松节油的混合物代替沸油。结果奇迹发生了，这种混合物的疗效比沸油要好很多。从今天的角度来看，松节油里的蒎烯有杀菌消毒的作用，而蛋黄能在伤口上形成一层保护膜，防止污物污染伤口。尽管现在看来这种方法并不科学，但在约 500 年前，这已经是一种质的飞跃。

除了用温和的药膏代替滚油处理伤口外，帕雷还有许多其他的医学贡献，其中最重要的发明是止血钳以及结扎止血法。正是这些技术革新，使得外科手术有了根本性的进步。

16 世纪时的欧洲，战争频发伴随着大量截肢手术。截肢后的创面往往血流不止，必须立刻止血，否则伤员将因失血过多而死亡。为了止血，当时的医生还在沿用古罗马时代流传下来的烧灼止血法，但伤员大都在这种残酷的治疗中痛得昏死过去。因此，当时的伤员一提起外科手术就心惊胆战。

帕雷深知烧灼止血法的残酷，便开始动脑筋琢磨如何改进外科手术方法，以减轻病人的痛苦。其中最突出的问题便是如何处理手术中的大血管出血，必须找到一种新的止血方法。在战场手术的不断探索和思考中，帕雷发明了一种形似鸟嘴的钳子，其尖端较细，可以深入组织准确地寻找动脉的位置，其上的齿状纹路可以提供足够的摩擦力拉出血管并将其夹住，再配合缝线将血管残端结扎封闭，以达到止血的目的。

采用新方法的手术结果令人兴奋——经他施以截肢手术的病人存活率是采用传统方法截肢的三倍。除了鸦喙钳，帕雷还设计制造了一系列给伤残军人使用的义肢、义眼以及带齿轮的关节，这些发明的背后充满了医生对病人的仁爱之心，因此他渐渐成为战场上最受欢迎的医生之一。帕雷熟练的外科技术和丰富的经验，引起了法国国王的注意，从亨利二世开始，他连续担任四位法国国王的御用外科医生，并在 1563 年升任为皇家首席外科医师。

帕雷认为外科学的基本原则是以人体解剖学为基础，因此特别推崇同时代意大利解剖学家维萨里的研究成果。他将维萨里的解剖学理论与外科实践相结合，对其进行了实践性肯定与理论性

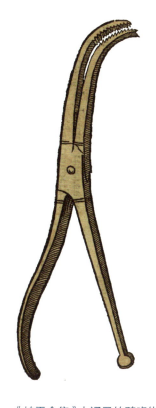

《帕雷全集》中记录的鸦喙钳

这种方法就是现代钳夹止血法的雏形。直到今天，外科医生在手术中最关心的还是血管的处理。

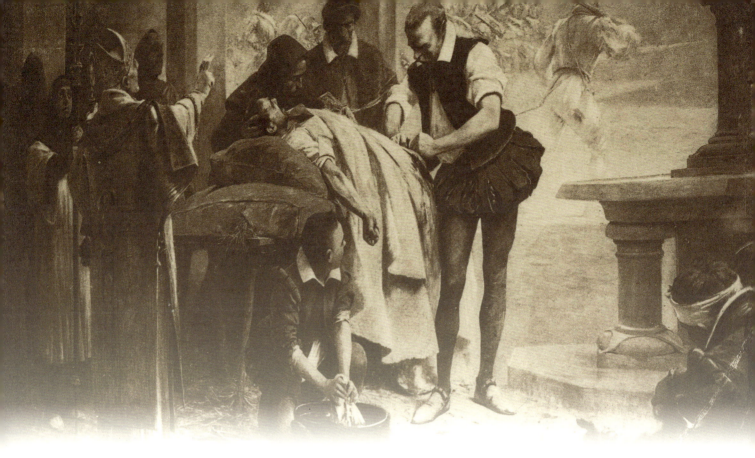

1553 年，梅斯围城期间，帕雷正在用绳子捆扎一名士兵的断腿动脉

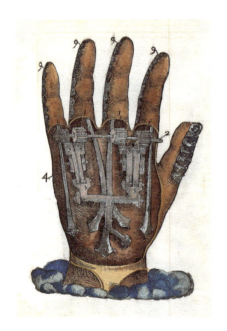

帕雷所著《外科十书及其所需器械辑要》中的插图：带齿轮可弯曲的假手

发展。在帕雷所处的时代，理发手术师属于匠人，大部分都不懂拉丁文，而当时欧洲几乎所有医学文献都是用拉丁语书写的。1543 年，维萨里的划时代著作《人体的构造》出版之后，帕雷觉得这样翔实的解剖学书籍对从事外科的人来说是无价之宝，于是请人把《人体的构造》翻译成法文。汇集帕雷研究成果的《帕雷全集》法文版于 1575 年在巴黎出版，并先后被翻译成荷兰文、英文、德文、意大利文和日文。他的著作被人广泛研读，成为当时欧洲大部分外科医师的主要参考书及理论性外科教科书。

帕雷的努力，使外科摆脱了中世纪的落后状态，进入以现实为依据的较为理性的时代。鉴于他在外科学上的成就，欧洲人把他称为"现代外科之父"。

帕雷将他的成就归功于病人和上帝，他的名言是"治病在我，愈病在天"，这句话后来成了著名的医学箴言，并被刻在他的墓碑上。即使在医学昌明的今天，我们仍做不到对疾病转归的绝对控制，医生能做的往往也是尽其所能，无限接近治愈的理想。

现代外科手术台上的十八般兵器

从刀耕火种的原始时代到今天的信息时代，人类的历史是一部不断创新与进步的史诗。我们从使用简单的木棒和石器起步，到现在能够操控智能机器人，其间历经了多次重要的生产力变革，生产工具的发展一步步推动了生产力的解放。同样地，在医学领域，尤其是外科手术的发展中，手术器械的进步扮演了至关重要的角色。例如，帕雷发明的血管钳不仅为解决术中出血问题提供了卓越的工具，更重要的是，它为外科手术技术的发展开辟了一条全新的道路，极大地推动了医学的进步。

古人云："工欲善其事，必先利其器。"这句话在外科手术的发展史上得到了充分的体现。在帕雷发明止血钳之后的数百年里，止血技术经历了从以烧灼止血法为代表的"蛮荒时代"到以止血钳为代表的"冷兵器时代"的转变。在这段历史进程中，经过一代又一代外科医生的不懈努力，止血钳被不

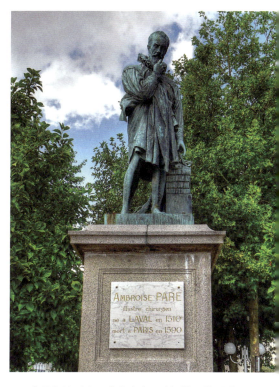

"现代外科之父"安布鲁瓦兹·帕雷的雕像

现代手术器械

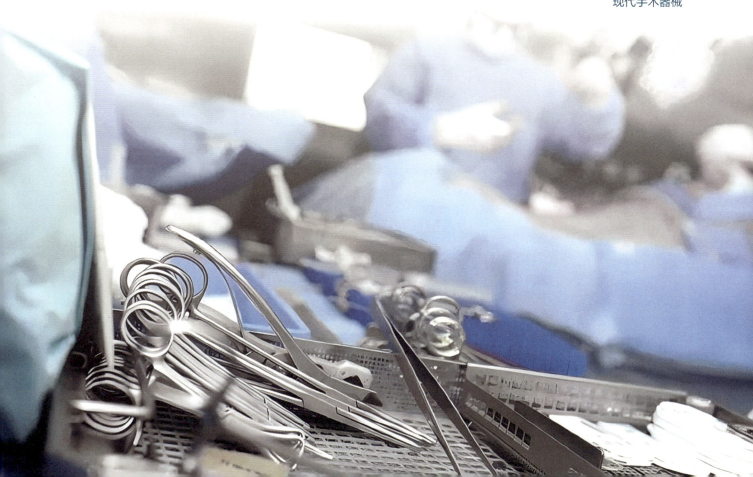

断改进和完善，衍生出各种形状和功能的器械，如大号、小号、有齿、无齿、直形、弯形、多重锁定等。这些多样化的器械使得外科医生能够根据具体手术需求选择最合适的工具，从而有效缩短手术时间、减少出血并使手术创伤最小化。时至今日，这些琳琅满目的"冷兵器"在现代手术中依然扮演着不可或缺的角色，展现了它们不可替代的重要性。

"器欲尽其能，必先得其法。"帕雷或许未曾预料到，他所摒弃的烧灼止血法会因科技的进步而在电外科领域焕发新的生命力。早期的烧灼止血法之所以被诟病，主要是因为其造成的创伤过大以及伴随的剧烈疼痛。然而，随着 1846 年乙醚麻醉的发明，手术过程中的疼痛难题得到了有效解决。1920 年，美国生物物理学家威廉·T.博维（William T. Bovie）发明了手术电刀，这一创新使烧灼止血法再次成为外科手术中的重要手段。从此，外科医生不再需要完全依赖手工打结和物理切割来控制出血，大大提高了手术的效率和安全性。

电刀的工作原理与传统手术刀截然不同，它不需要锋利的刀尖。电刀的电极尖端能够产生高频高压电流，当这些电流通过与其接触的机体组织时，会产生热量，导致组织气化或凝固，从而实现切割和止血的目的。由于电刀对组织的烧灼非常精准且可控，它能够在高效止血的同时避免不必要的组织损伤。自电刀问世以来，它不仅显著减少了术中出血，而且通过用电刀烧灼止血替代传统的结扎血管方法，大大加快了手术进程，特别是对于较小的出血灶。电刀的出现标志着外科手术进入了以电刀为代表的"热兵器时代"。

随着科技的不断进步，手术室内的止血技术正朝着更快、更小、更精准的方向发展。这些先进的止血器械如同武侠小说中的神兵利器，各有所长。一方面，以超声刀、氩气刀、Ligasure 等为代表的多功能一体化能量平台显著提高了止血效率。超声刀集钳夹、切割和止血功能于一身，因其无烟且热损伤小而广受欢迎；氩气刀由于其非接触性和有限凝固深度的特点，深得肝外科医

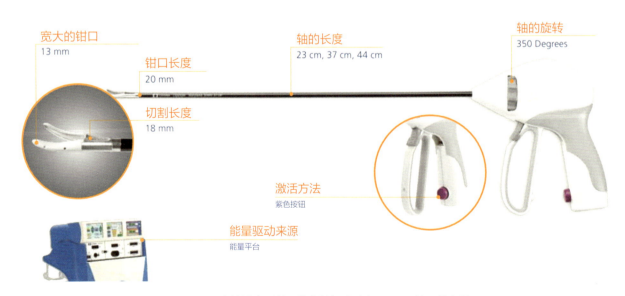

宽大的钳口
13 mm

钳口长度
20 mm

切割长度
18 mm

轴的长度
23 cm, 37 cm, 44 cm

轴的旋转
350 Degrees

激活方法
紫色按钮

能量驱动来源
能量平台

Ligasure 血管闭合系统，能直接闭合直径 7mm 以下的血管

生的青睐；而 Ligasure 则能够直接闭合直径 7mm 以下的血管，堪称手术中的"大杀器"。另一方面，随着腹腔镜和内窥镜手术的普及，止血夹和结扎夹的发明使得外科医生能够在以前难以想象的狭小空间中灵活操作。此外，血管介入技术的出现使得外科医生可以在不切开人体的情况下，在宛如迷宫的人体血管内部准确寻找到正在出血的血管并进行封堵，实现了"隔千里之外于万军之中取敌将首级"般的精准止血效果。

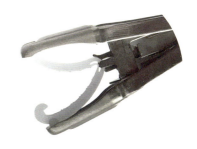

Hem-o-lok 结扎夹

柳叶刀无温，杏林手有度。冷兵器与热兵器在外科止血领域的应用本无绝对的优劣之分，关键在于外科医师的临床智慧与应变能力。优秀的外科医者深谙"兵无常势，水无常形"之道，在瞬息万变的手术场景中，既能精准判断，又能因势利导——犹如量体裁衣般选择最适宜的止血策略。所谓"黄狸黑狸，得鼠者雄"，无论是电凝止血的迅捷精准，还是缝合结扎的稳妥可靠，这种基于术中情境的个性化抉择，恰是彰显外科医生深厚功力的明证。

止血技术的发展不仅拓展了外科手术的边界，为手术方式的创新提供了更多可能性，同时也改变了外科医生的思维模式。正是有了这些手术利器的加持，切割、凝血才可以干净利索地快速完成，极大地满足了外科医生对手术微创化、精准化的需求，加快了手术速度，并增强了手术的安全保障。

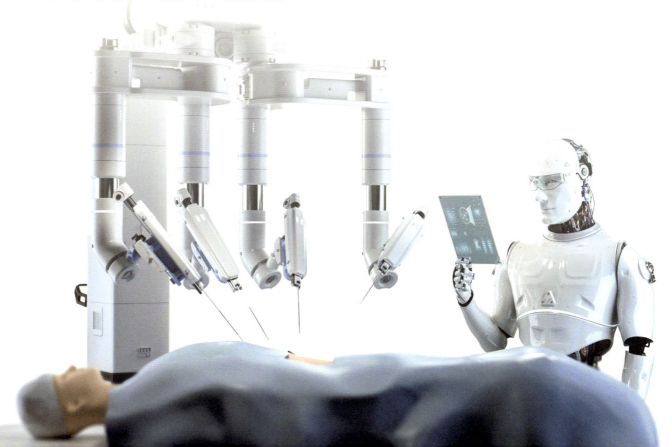

麻醉术：梦神之惑

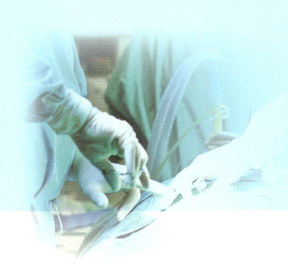

疼痛是人体最基本的感受，亦是生命历程中的必修课。千万年来，人类一直在寻觅疼痛的成因及其缓解之法。麻醉术的发明堪称医学史上的奇迹之一，它使人类获得了意识的"统治权"，犹如进入一个神明安排的梦境，从手术的疼痛中获得解脱。

万古如长夜：古代人类对疼痛的认知发展

古代人类对疼痛的认知长期滞后于切身感受。尽管对止痛的探索始终伴随着文明进程，但在经验感知与理论建构之间，这种探索往往举步维艰。在麻醉术问世之前，人类文明深陷疼痛的泥沼，仿佛万古长夜。

在医疗观念尚未成熟的阶段，疼痛常被赋予超越生理层面的文化意涵。从词源角度看，英文"pain"一词可追溯至拉丁语"poena"，其本义为"惩戒"。汉字"痛"由"疒"加"甬"而成，"甬"在古代是甬道、通道的意思，暗示"痛"是由于通路受阻引起的一种不适，包括肉体上的疼痛和心理上的悲伤。古埃及的莎草文献记载着疼痛与灵魂失衡的关联，而美索不达米亚的咒术泥板则将病痛视为邪灵入侵。古希腊哲学家柏拉图认为疼痛是一种情感而非感觉，而医学家希波克拉底则认为疼痛源于人体内四种体液（血液、黏液、黄胆汁和黑胆汁）的失衡。东方医学典籍《黄帝内经》提出了"不通则痛"的哲学阐释。这些多元文明不约而同地将疼痛纳入其世界观建构中。这种跨文明的疼痛认知趋同现象，实质上是人类面对生理痛觉时的一种文化防御机制——通过世界观的重构，将混沌的痛感转化为可理解的秩序符号，形成抵御存在焦虑的认知堡垒。

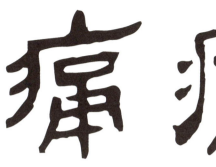
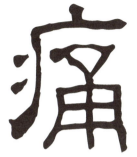

小篆「痛」	秦隶「痛」	隶书「痛」	隶书「痛」
《说文解字》疒部	睡虎地秦简	《仓颉篇》西汉	《夏承碑》东汉

痛字汉字形体演变

在多元文化演进过程中，不同文明逐渐形成了各具特色的疼痛认知与应对范式。佛教典籍将疼痛视为破除我执的修行契机，而道家典籍中甚至存在以痛证道的修炼法门。在公元初的地中海世界，逐渐形成的基督教传统赋予疼痛双重意涵——既是原罪的烙印，也是通向救赎的阶梯。这些跨越时空的疼痛哲思，恰似文明银河中闪烁的星星，虽然未能在医学层面消解肉身之痛，但为后世人们探索疼痛奥秘提供了永恒的精神坐标。

医学认知的突破往往伴随着理论框架的革新。公元 1 世纪的古罗马医生塞尔苏斯认为疼痛是炎症四大特征（红、肿、热、痛）之一。古罗马医生、解剖学家盖伦指出，纤细的神经末梢是痛觉传导的关键。他认为疼痛是一种触觉，是由于外界有害刺激通过充满管状神经的精气传导到大脑的结果。当外部刺激不强烈时，主要表现为触感和热感；当外部刺激非常强烈时，则表现为疼痛。

就疼痛治疗的实践层面来说，在人类对抗疼痛的历史长卷中，四大古文明各自刻绘了独特的药典纹章。在埃及尼罗河畔，约公元前 1500 年的《埃伯斯莎草纸》以蓝睡莲开启了植物镇痛的首章。这种埃及国花镌刻于法老石棺与神庙壁画，其在现代药理学中被揭示的镇静生物碱，恰与古埃及"死亡与重生"的永恒信仰形成跨时空共鸣。在中国淮河流域，东汉时期的华佗相传以曼陀罗配伍乌头淬炼出麻沸散，终使《后汉书》记录了世界上首例外科麻醉的史诗。在印度恒河平原，8 世纪的《妙闻集》利用燃烧大麻升腾的致幻烟雾，编织出阿育吠陀医学特有的麻醉秘术。而在南美

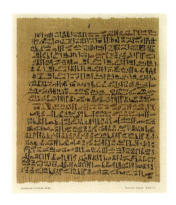

《埃伯斯莎草纸》，约公元前 1500 年，现藏于德国莱比锡大学

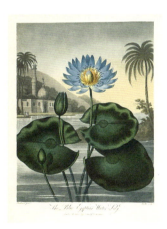

《埃及蓝睡莲》，1804 年《植物神殿》插图，英国医生和植物学家罗伯特·约翰·桑顿（Robert John Thornton，1768—1837），描绘埃及蓝睡莲最早的现代出版物

柳叶刀传奇

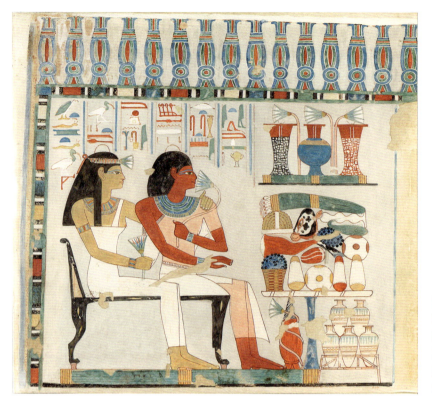

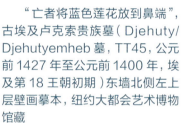

"亡者将蓝色莲花放到鼻端"，古埃及卢克索贵族墓（Djehuty/Djehutyemheb 墓，TT45，公元前 1427 年至公元前 1400 年，埃及第 18 王朝初期）东墙北侧左上层壁画摹本，纽约大都会艺术博物馆藏

洲的安第斯山巅，16 世纪的印加祭司则在古柯叶与圣佩德罗仙人掌的致幻迷雾中，完成了一场贯通生死的献祭仪式——安帕托冰冻少女木乃伊"胡安妮塔"发丝中残留的古柯碱，仍在向现代质谱仪低语千年前的镇痛密码。

古代医学体系中的"巫医同源"现象呈现出显著的二元性特征，即理性治疗与神秘主义的共存。以《黄帝内经》为例，它将疼痛归因于"气血不通"，既提倡针灸、草药等基于经验的理性疗法，又保留了"祝由术"等通过语言符咒调节患者心理状态的神秘手段。《埃伯斯莎草纸》虽认识到植物的药理作用，但仍将疼痛归因于超自然力量，需通过咒语与药草共同干预。

这些证据表明，在早期医学中，对疼痛的理性治疗与超自然解释既形成了认识论层面的对立，又在实践层面构成功能互补的共生体系。这种看似矛盾的双重逻辑，恰恰反映了前现代医学应对不确定性的特殊智慧。这种矛盾并非认知缺陷，而是特定历史阶段的必然产物——当理性医疗手段尚不完善时，超自然解释为人类提供了补充性的认知框架。二者形成的共生关系，实质上反映了疼痛认知的渐进发展过程：从最初完全依赖神秘主义解释，到逐步探索物质世界的客观规律，最终形成多元化的疼痛管理模式。在此过程中，经验积累与意义建构共同构成了前科学时代的人类生存策略，为现代医学奠定了技术实践与信仰体系的双重基础。

这些散落在时空中的止痛智慧，虽受限于前科学时代的认知壁垒，却精准把握了疼痛治疗的核心矛盾——在维持生命机能与阻断痛觉传导之间寻找平衡点。从东汉王朝的麻沸散到印加帝国的古柯叶，人类始终在物质世界的分子结构与神经系统的电化学海洋之间架设桥梁。这种跨越三千年的探索，最终在 19 世纪乙醚麻醉的蒸汽中完成了现代化转型。

天下武功唯快不破：麻醉发明前的外科手术

在麻醉技术问世之前，外科手术对患者而言是一场噩梦，痛苦难以言喻。在中国，关羽刮骨疗毒的传说广为流传，这一故事生动地展现了那个时代手术的残酷现实。前麻醉时代，若想要接受手术救命，必须拥有如关公般的钢铁意志，才能忍受那非人的痛苦。

目前，医学界普遍认为麻醉的历史始于 19 世纪 40 年代，当时乙醚开始被用作麻醉剂。然而，如果我们追溯更早的历史，中国古代名医华佗（？—208）发明的麻沸散可能是世界上最早的麻醉药物，这比西方世界的麻醉应用早了约 1600 年。据《后汉书·华佗传》记载："若疾发结于

《手术》加斯帕雷·特拉维西，展现了麻醉没有诞生之前的"恐怖"手术场景，1753 年，现藏于德国斯图加特国立美术馆

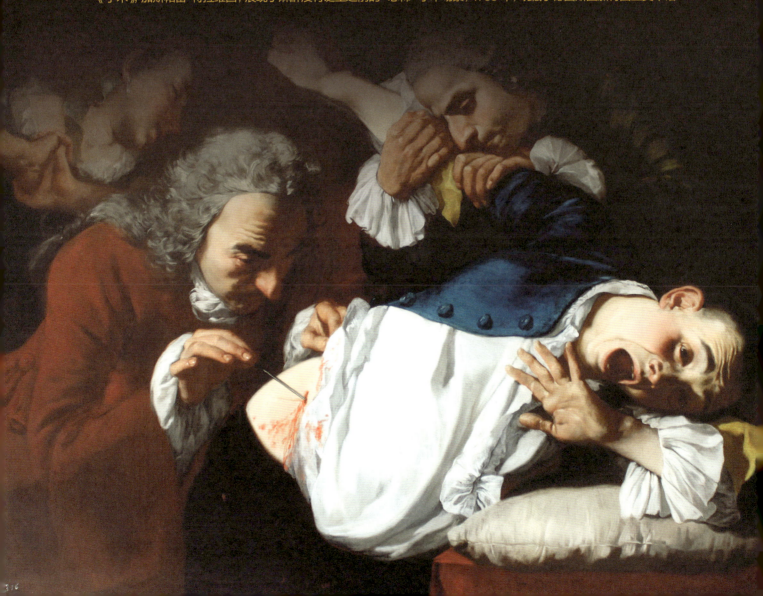

内，针药所不能及者，乃令先以酒服麻沸散，既醉无所觉，因刳破腹背，抽割积聚。若在肠胃，则断截湔洗，除去疾秽，既而缝合，傅以神膏，四五日创愈，一月之间皆平复。"尽管华佗所创的麻沸散展示了早期麻醉技术的惊人成就，但遗憾的是，这种技术未能成功推广，其具体配方也在历史长河中失传。由于缺乏其他国家成功应用的记载，也没有延续至今的成功案例，加之麻沸散的制作方法早已失传，因此它未能获得医学界的广泛认可，也未被列入世界麻醉史的正式记载中。

在无菌术和麻醉术普及之前，外科医生的能力受到极大限制，他们只能处理一些人体表面部位的简单手术，如浅表肿物切除、脓肿切开引流。当时最为复杂和危险的手术就是截肢；而想要在人体的胸腔和腹腔深部做手术，几乎是天方夜谭。

可以想象，在没有麻醉的状态下进行手术，对患者而言是何等的身体和精神折磨。若要用一句话来概括前麻醉时代的外科手术，或许"野蛮、恐怖、血腥、惨无人道"是最贴切的描述。英国外科学家约翰·亨特曾言："解剖乃手术之根基，熟知解剖则头脑清晰，双手敏捷，心灵亦对必要的残忍习以为常。"他在前麻醉时代确立了外科手术只能作为最后治疗手段的理念，即只有在别无选择时才会进行手术。

在 19 世纪中叶以前，西方外科手术就是在没有有效麻醉药的情况下进行的，这对患者来说无异于经历一场残酷的刑罚。为了应对手术中的剧痛，医生们采取了一些极端措施。手术前，病人的嘴里会被塞入一团布，让他们在痛苦中通过咬碎布团来分散注意力或减轻疼痛。此外，还有采用放血或压迫颈部血管的方法，试图通过造成脑部缺血使病人昏厥来进行手术。这些方法不仅让病人对手术充满恐惧，而且常常导致他们在疼痛中死去，甚至连医生都为之胆战。当时，人们还尝试了其他一些麻醉方法，例如用冰水浸泡或淋浴即将进行手术的部位，使其因冷冻而麻木；或者用力按压患处以达到麻木的效果；还有在威士忌中加入鸦片等方法。然而，这些方法都无法有效地减轻病人的痛苦，手术过程依然充满痛苦和风险。

与我们通常的认知不同，19 世纪的截肢手术大多是在患者清醒的状态下进行的。由于当时的医学技术和手术器械相对原始，加之缺乏有效的麻醉药物，外科医生不得不采取最快速的方式对患肢进行切除，以尽可能减少出血量和减轻患者的痛苦。手术后，通常采用烙铁或酸液对伤口进行止血。由于手术过程中病人极其痛苦，加之许多外科医生操作不够快，约四分之一的病人在手术中或术后不久丧命。这种高死亡率迫使外科医生不断追求更快的手术速度。当时，对外科医生的基本要求是"心狠手辣"加上眼疾手快，速度成了衡量手术水平的重要标准。

于是，一系列骇人听闻的纪录就此诞生：俄国外科医生尼古拉·伊万诺维奇·皮罗戈夫（Nikolay Ivanovich Pirogov）能够在三分钟内锯断大腿，半分钟内切除乳房。拿破仑一世时期的法国名医多米尼克·让·拉雷（Dominique Jean Larrey）曾在 24 小时内为 200 名病人完成截肢手术。

在这些"快刀手"中，最出名的莫过于英国医生罗伯特·李斯顿（Robert Liston，1794—

1847）。他的手术以快著称，人称"李斯顿飞刀"。据《医疗大灾难》一书描述，李斯顿可以在两分半钟内完成腿部截肢手术。每次手术开始前，他都会兴奋地对助手喊道："Time me, gentlemen!"（给我计时，先生们！）李斯顿医生最为人所知的，是他那著名而离奇的"一刀夺三命"的事件。在一次截肢手术中，李斯顿误伤了助手的手指，结果助手和病人都因伤口感染而死亡，而血腥的场面更是直接吓死了一位在场的观众。这场手术成为目前已知唯一一场死亡率高达 300% 的截肢手术。

正因为手术过程中的剧烈疼痛，在麻醉技术发明之前，外科手术的发展长期处于停滞状态。尽管有希波克拉底、盖伦、维萨里、哈维、莫尔加尼等西方医学的伟大先贤为外科手术的发展奠定了坚实的医学哲学、解剖学、生理学和病理学的理论基础，但病人的实际处境仍未能得到显著改善。疼痛犹如一座难以逾越的大山，横亘在病人与外科医生之间，使得 19 世纪中叶之前的外科学陷于漫漫长夜。

麻醉黎明前的"速度审判"：解构飞刀李斯顿的现代认知偏见

罗伯特·李斯顿是 19 世纪英国的知名外科医生，以其手术速度之"快"而著称。他完成一台膝关节截肢手术的纪录是惊人的 28 秒，被英国的外科同行称为"西区最快飞刀"。然而，如今当人们在搜索引擎上搜索他的名字时，出现频率最高的词句却是"史上唯一死亡率达 300% 的手术"。以至于现在一提到李斯顿，大部分人都会联想到那段"一刀夺三命"的黑历史。但是，现代人们容易忽略的是，在麻醉尚未诞生的 19 世纪早期，外科手术是一场与死神竞速的生死博弈。患者因感染或疼痛休克而导致的死亡率与手术时长呈正相关，这迫使外科医生不得不在"快即是善"的伦理框架下精进技艺。然而，高速操作带来的视野模糊、组织误伤等问题，又使他们在速度与精度之间陷入医学史学家所称的"前现代外科困境"。这种用现代眼光看似野蛮的速度崇拜，实则是麻醉空白时代的生存智慧。

更加值得关注的是，"一刀夺三命"这一广泛流传的"传说"存在史实争议。经查，这些信息的来源都指向 1983 年出版的《医疗大灾难》一书，但其中关于李斯顿"一刀夺三命"的戏剧化描述并没有给出任何证据。而且，在该书出版前的医学档案与报刊文献中均未见相关事件的记载，因此这个惊悚的外科传说极可能是后世演绎的产物。

实际上，历史上的李斯顿在外科手术领域的成就是非常杰出的。李斯顿一生做过许多成功的手术，除了手术速度快之外，其手术患者死亡率在 10% 左右，相较同时期其他外科医生 50% 的平均水平遥遥领先。他还发明了长腿板夹、骨钳等骨科手术器械，其设计原理沿用至今。1846 年 12 月，他完成了欧洲第一例乙醚麻醉下的截肢手术，这场手术在伦敦医学界和大众中获得了巨大反响，成了李斯顿一生中的高光时刻。1847 年，53 岁的李斯顿死于主动脉瘤破裂，500 多名学生、友人参加了他的葬礼。为纪念李斯顿，伦敦大学学院医院设立了李斯顿奖章，表彰那些在外科学领域做出重大贡献的才俊，该奖项已颁授逾百年之久。

1847 年，《柳叶刀》为李斯顿刊出讣告："整个医学界都会为他哀恸，他是位伟大的外科医生，技艺无人能及。"在李斯顿逝世一百年后，1947 年《自然》杂志对他做出了这样的评价："李斯顿没有动听的口才，没有精妙的文采，对医学理论也贡献甚微，但作为外科医生，他挥刀如电光石火，其精湛的技术令当时所有同行都望尘莫及。"

山重水复疑无路：麻醉发明前夕

"麻醉"这个概念并非自古就有，解决手术疼痛的问题一直都只存在于传说中。实际上，医学术语"麻醉"（anaesthesia）一词直到 1846 年才被创造出来。在医学史上，麻醉的突然出现似乎有些不合逻辑。与外科手术漫长的发展历史相比，麻醉的出现显得尤为突兀。长期以来，人类为了解决手术疼痛进行了无数尝试，但大多努力都以失败告终，以至于医生们几乎不再抱有任何幻想。然而，突然之间，这个曾经挡在外科医生面前的最大障碍就云开雾散了。

在人们的普遍意识中，科学发明往往被文学作品描述成突然发生的事件。例如，牛顿被苹果砸到脑袋就发现了万有引力定律，阿基米德在坐进浴缸的一刹那发现了浮力。事实是，创新的步骤远比这些文学化的描述来得缓慢且复杂。真正的创新是经过一代代科学家和能工巧匠们的不断努力，对科学理论进行逐步完善和升级的结果。那些看似激动人心的瞬间，更多是文学家为了调动人们的情绪而创作出来的场景，而非科学发现的真实过程。

仔细分析乙醚麻醉的发现过程，可以发现气体化学的进步功不可没。

1772 年，英国化学家约瑟夫·普里斯特利（Joseph Priestley）对一氧化二氮的理化特征进行了详细的描述并成功将其分离。1777 年，法国著名化学家安托万·洛朗·拉瓦锡（Antoine-Laurent de Lavoisier）认识并命名了氧气，创立了氧化学说以解释燃烧现象，并揭示了动物呼吸的本质是氧化过程。1794 年，拉瓦锡被革命党人处死。他的好友普里斯特利因同情他，也遭到暴徒的袭击，实验室被捣毁。然而，这两位科学家早在 22 年前就已经制备出了一氧化二氮。如果他们能把实验继续下去，或许人类第一次全身麻醉手术能提前 40 年实现。

随着气体化学的飞速发展，1798 年，呼吸诊疗研究所在英国应运而生。1799 年，该研究所实验室的第一任主任汉弗里·戴维（Humphry Davy），发现了一氧化二氮的止痛功效。戴维坚信

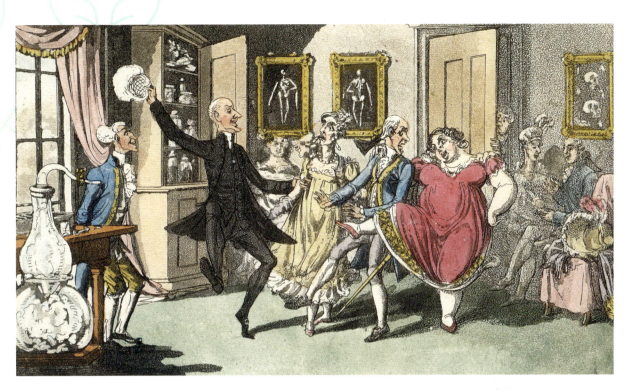

辛泰克斯博士与他的朋友们吸食笑气后载舞欢笑，英国讽刺诗《学究辛泰克斯的三次旅行》（The Three Tours of Doctor Syntax，William Combe，1812）插画，托马斯·罗兰森（Thomas Rowlandson）

这种气体可用于人类的麻醉手术，他不顾众人反对，拿自己做实验。当他吸入少量这种气体时，感到头晕目眩，如痴如醉；再吸时，全身无力并感到无比舒适，脑中外界的形象消失，出现各种幻觉；当吸入的气体高到一定浓度时，还会不自主地发笑，在实验室里手舞足蹈起来。因此，一氧化二氮得名"笑气"。

戴维将"笑气具有麻醉作用"的重要发现发表在当时著名的《医学家》杂志上。令人遗憾的是，当时英国的外科医生们在之后的几十年里并没有重视戴维的发现，出现了集体"灯下黑"的现象。这种令人发笑并忘却痛苦的气体却荒诞地变成了精神空虚的贵族们聚会时集体吸食的"嗨"药，街头艺人们也从中看到了商机，开始进行笑气表演。当时的英国始终没有人将笑气的研究推进到全身麻醉手术的关键一步。

柳暗花明又一村：乙醚麻醉的诞生

已经成为历史景点的乙醚麻醉手术展示大厅，现在是美国马萨诸塞州总医院的学术会议厅。创作于 2000 年的大型油画《乙醚日》成为来访者的最佳拍照背景，这幅油画生动地重现了当年乙醚麻醉手术的情景。会议厅内，陡峭阶梯上的 100 个座位背后，铜牌上镌刻着那些为乙醚麻醉手术做出过贡献的人的名字。其中，莫顿、克劳福德、威尔士、杰克逊、沃伦和毕格洛的名字

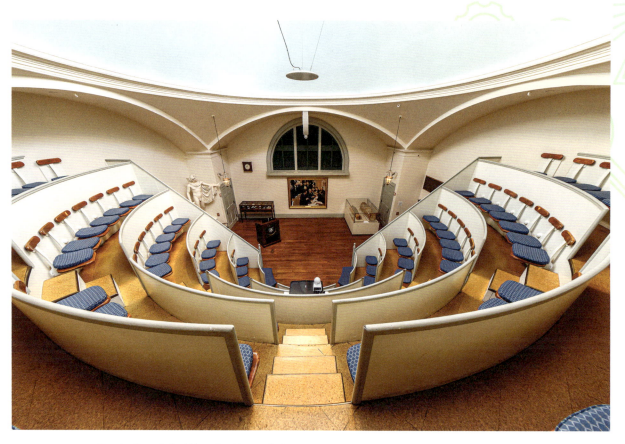

为了纪念乙醚麻醉的诞生，美国马萨诸塞州总医院的穹顶手术室被命名为"乙醚大厅"

位于第一台阶的正中间，彰显了他们对医学发展的重要贡献。

　　直到 19 世纪初，乙醚与笑气的医疗用途仍主要局限于治疗痛风、痉挛和头痛等疾病，而非手术麻醉。第一个实施麻醉手术展示的是波士顿医生威廉·托马斯·格林·莫顿（William Thomas Green Morton，1819—1868）。莫顿于 1819 年出生在马萨诸塞州查尔斯托尼的一个小村庄。1840 年，他进入世界上最早的专业牙科学院——巴尔的摩口腔外科学院学习牙科。1842 年，尚未毕业的莫顿辍学，来到康涅狄格州哈特福德郊区的法明顿开了一间牙科诊所。当时尚无有效的麻醉镇痛技术，拔牙根会让患者经受剧烈的疼痛，从而造成恐惧与拒绝，导致诊所的生意不佳。

　　同年，莫顿结识了同在哈特福德、比他年长的牙科医生霍勒斯·威尔士（Horace Wells，1815—1848）。当时，威尔士已经充分认识到麻醉在牙科手术中的重要意义，并正在积极寻找有效的麻醉止痛技术。他将目光投向了笑气，将其作为麻醉剂进行实验，取得了一些成效，并在1844 年成功地通过笑气麻醉为一些病人拔牙。在威尔士的影响下，莫顿也对笑气产生了兴趣。然而，命运多舛，威尔士于 1845 年在波士顿进行的一次公开的笑气麻醉无痛拔牙表演，因病人未能正确吸入笑气而遭遇了失败。现场观众冲着威尔士大喊"骗子"，将他嘘出了大门。这次失败让威尔士遭人耻笑，被认为是江湖骗子。这也促使莫顿放弃了笑气，并与威尔士分道扬镳。

　　就在威尔士遭遇失败的时候，心思灵活又颇具天赋的莫顿决定"回炉重造"，进入哈佛大学医学院学习。在哈佛期间，莫顿结识了学识渊博的化学教授查尔斯·托马斯·杰克逊（Charles Thomas Jackson，1805—1880），并寄宿在杰克逊家中。莫顿向杰克逊请教了威尔士笑气麻醉失败的原因。杰克逊告诉他，笑气并不是一种理想的麻醉药，乙醚才是，并教授了莫顿乙醚易挥发的特性。其实，乙醚具有麻醉的性质早在三百多年前就被瑞士著名的医生和炼金家帕拉塞尔苏斯（Paracelsus，1493—1541）所发现。但是当时，杰克逊和任何写文论述乙醚的人都未曾将这种化学药品用于外科手术。

　　莫顿敏锐地意识到乙醚可能是一种大有可为的麻醉药物，但液态乙醚的易挥发性导致其麻醉持续时间不是很长，要让它成为一种可以持续发挥作用的麻醉药物，还需要解决麻醉持续时间的问题。在杰克逊的指导下，莫顿使用烧瓶盛放液态乙醚，然后通过导管给病人吸入挥发出来的乙醚气体的方法解决了麻醉持续时间短的难题。之后，莫顿在极为保密的情况下用乙醚给狗、猫、鼠等动物做了一系列试验，在确认乙醚的安全性和可以持续缓解疼痛的麻醉作用后，他定做了一套乙醚吸入装置，并成功地对人进行了无痛拔牙，验证了乙醚麻醉的临床可行性。

　　为了迅速引起公众的关注并扩大乙醚麻醉的影响，莫顿决定进行一次公开演示。为了保密，他在乙醚中加入了一种橘子味的添加剂，并将这个所谓的复方制剂称作"忘川之水"（Letheon）。莫顿决定寻求马萨诸塞州总医院外科主任约翰·科林斯·沃伦（John Collins Warren，1778—1856）教授的帮助。沃伦教授在波士顿乃至美国医学界都享有盛名，他还是马萨诸塞州总医院的创始人之一。如果能得到沃伦的支持，在该院举行一场公开的乙醚麻醉演示，乙醚麻醉的影响力必将大大提升。莫顿精心准备，拜访了沃伦教授，向他介绍了"忘川之水"的神奇效果，并虔诚地表明了自己的来意。莫顿的话打动了沃伦教授，他立即答应两天后安排一台"无痛手术"演示，由莫顿在手术开始前进行"忘川之水"的麻醉止痛。得到沃伦教授的首肯后，莫顿立即精心安排公开演示。波士顿报纸提前进行了大肆宣传，邀请了许多医生和哈佛医学生前来观看，并安排好了后续的媒体报道。

　　1846 年 10 月 16 日，波士顿阳光明媚，观摩的人们陆续进入马萨诸

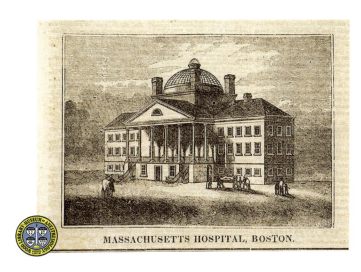

历史上的马萨诸塞州总医院。山姆大叔报（Uncle Sam Newspaper）是 19 世纪中叶波士顿市的众多报纸之一，1844 年 3 月 16 日，该报头版刊登了马萨诸塞州总医院布尔芬奇大楼的版画。1846 年 10 月 16 日，莫顿就是在布尔芬奇大楼的手术室首次成功演示了乙醚麻醉

柳叶刀传奇

塞州总医院那有着穹顶结构的手术剧场。出于谨慎，沃伦教授依然嘱咐将 20 岁的年轻患者吉尔伯特·阿博特（Gilbert Abbott）牢牢地绑在手术台上。在众目睽睽之下，莫顿使用一个新制作的乙醚吸入器罩在病人的口鼻上，这种方式使他能在手术中精确控制乙醚的吸入量。随后，他给阿博特吸入乙醚，几分钟后病人进入麻醉状态。莫顿对沃伦教授轻声说道："您的病人已经准备好了。"接下来的手术在平静中度过，沃伦教授顺利地切除了病人下颌部的血管瘤，而病人在手术后也安全醒来。沃伦教授转过身，兴奋地对大家宣布："先生们，这可不是骗人的！"观众席上沉默了几秒钟，随即爆发出一片欢呼声。乙醚麻醉的公开演示获得了非凡的成功，现场欢呼的人们顿时意识到，他们正在见证医学史上一个伟大的时刻——无痛手术时代的开始。

乙醚麻醉的成功演示标志着一个全新的学科——麻醉学的诞生，它结束了有痛手术的时代，向所有人展示了现代外科学的广阔前景。为纪念这一外科医学史上里程碑式的突破，莫顿被誉

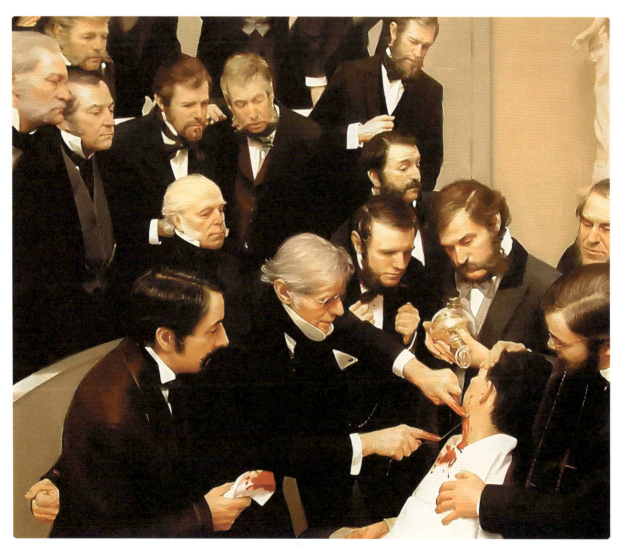

挂置于乙醚麻醉展示大厅中央的大型油画《乙醚日》

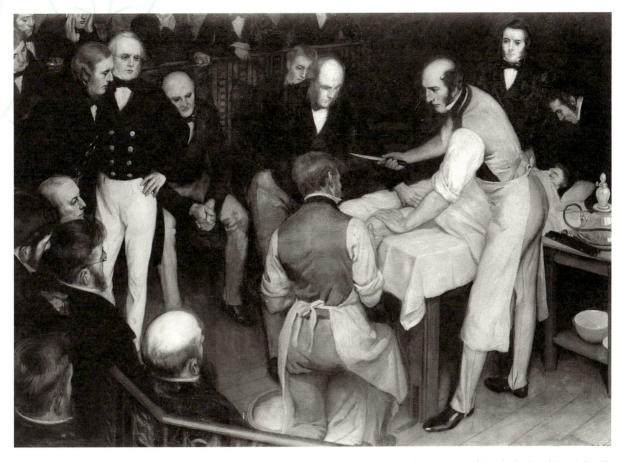

1912 年，画家恩斯特·博德受著名医药大亨亨利·惠康委托，为纪念 1846 年 12 月欧洲首次在麻醉下进行手术，绘制了罗伯特·李斯顿医生在乙醚麻醉下为患者进行截肢手术的场景

为"麻醉之父"，马萨诸塞州总医院穹顶大厅被命名为"乙醚大厅"，10 月 16 日被定为"世界麻醉日"。美国作家麦克·哈特（Michael H. Hart）在其著名的《影响人类历史进程的 100 名人排行榜》一书中，把乙醚麻醉的发现列为第 37 位。

"Anaesthesia"这个词原本是古希腊哲学家柏拉图以 an（without）加 aisthēsis（sensation）构成的一个词，原意是"无感觉""冷淡"。为了描述乙醚无痛手术这一伟大发明，1846 年由医生奥利弗·温德尔·霍姆斯（Oliver Wendell Holmes）引进英语，用以表示"麻醉"。作为这一事件的发源地，马萨诸塞州总医院一直为此骄傲和自豪，每年都会举行冠以"乙醚麻醉"的各种庆祝活动。

为庆祝建院 200 周年而建的医学历史和发明博物馆内，进门就可以看到当年首例乙醚麻醉手术使用的器械工具和事件介绍。二楼不间断地播放 1936 年由马萨诸塞州总医院拍摄的，重现当年手术场景的无声电影《麻醉的诞生》。作为博物馆的一部分，当年的手术室更成为医学界人士和医学生的朝圣之地，每年都接待着世界各地成千上万的来访者。而莫顿医生的墓志铭上篆刻着这么一行字："在他以前，手术是一种酷刑；从他以后，科学战胜了疼痛。"

随着乙醚麻醉的公开展示，人类向世界展示了医学的发展终于战胜了疼痛，并确立了对意识的统治权，这是人类历史上最为神奇的时刻之一。对于千百年来在剧痛中煎熬的患者来说，麻醉的出现使他们获得解脱，犹如进入神明安排的梦境。19 世纪 40 年代后，随着麻醉术和无菌术的相继出现，外科手术真正走向了成熟。在这两项技术的支撑之下，外科医生们的想象力和创造力获得了极大的发挥空间，外科学从此进入繁荣的黄金时代。

事实上，麻醉的发展史远比上述有关乙醚的故事更精彩、更复杂。随着麻醉学的发展，吸入麻醉、椎管麻醉、静脉麻醉、局部麻醉、高级生命支持等技术突破相继出现。麻醉学早已远非单纯以解决手术疼痛为目的的学科，并逐渐衍生出如临床麻醉、危重症医学、疼痛诊疗、急救复苏等分支学科。同时，麻醉的安全性也大幅提升，麻醉死亡率目前据报道仅为 1/200000 至 1/300000，甚至可以与航空安全相媲美。

今天，我们的手术室如同实验室，外科医生与护士穿着无菌服，在安静的环境下工作。在麻醉医生的保驾护航下，手术室中没有病人撕心裂肺的呼喊，只有精密仪器传出的规律音符。外科医生得以在手术台上凝神静气、从容不迫地进行手术。在当下，无痛、舒适、安全、快速康复的手术体验已成为常态。

相较于两百年前的人们，我们已经足够幸运。随着外科学的蓬勃发展，诸多以往的绝症已成为历史。现如今，医生可以在人体的任何部位开展手术。麻醉技术与药物的进步使得手术似乎不再那么可怕，患者也因此活得更有尊严。

"麻醉第一人"之战

虽然很多人知道乙醚麻醉对人类的伟大贡献，但很少有人知道乙醚麻醉发明后的悲怆故事。这项伟大发明诞生之后，接踵而至的却是轰动世界的发明权之争。这是一场持续 20 多年，抛弃学者之誉、师生之情、朋友之谊、同事之敬的"名利之战"，也是一场各类人群、组织机构、医院诊所，甚至众多国家政府参与的"是非之战"。围绕乙醚的发明权，几位麻醉学的先驱展开了一场旷日持久的争夺大战，遗憾的是，没有人成为最后的赢家。

1846 年，首例乙醚吸入麻醉手术在美国马萨诸塞州总医院公开展示成功，27 岁的莫顿医生成为乙醚麻醉英雄。然而，仅仅几天后，哈佛大学医学院的著名教授查尔斯·杰克逊就宣称自己才是乙醚麻醉的真正发明人，并声称是他传授和指导莫顿。

在莫顿和杰克逊之间的争议尚未平息之际，来自康涅狄格州哈特福德市的牙科医生霍勒斯·威尔士也加入了这场争论。他登报宣称，是莫顿窃取了他的技术成果。威尔士指出，早在两年前他就已经使用"笑气"作为吸入麻醉剂，为多名患者进行了无痛拔牙。他还强调，1845年，在马萨诸塞州总医院公开演示无痛拔牙之前，他已经将吸入麻醉的方法详细告知了莫顿和杰克逊。

美国国会通过决议，准备给予乙醚麻醉发明人10万元奖励，但奖金还未发出，又杀出一匹"黑马"。1849年，佐治亚的乡村医生克劳福德·威廉森·朗（Crawford Williamson Long，1815—1878）在美国《南方医学和外科杂志》上发表了一篇论文，详细描述了他自1842年起多次使用乙醚麻醉进行外科手术的经历。

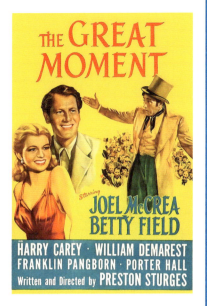

1944年电影《伟大时刻》海报

为了争夺麻醉的发明权，威尔士、杰克逊、莫顿三人陷入了长达20年的法律泥潭。他们彼此之间不断起诉、上诉和反诉，这场争斗不仅耗尽了他们的心力，也给他们带来了无尽的烦恼。1848年，年仅33岁的威尔士在牢房中自杀身亡。由于发明权和专利权的纷争，莫顿和杰克逊最终都未能获得美国国会承诺的奖金。相反，他们还因为高昂的诉讼费而陷入了严重的经济困境。1868年，48岁的莫顿因焦躁过度而中风，最终在纽约的一家医院去世。莫顿的去世使得这场"药神"之争无果而终。杰克逊在经历了长时间的精神和身体折磨后，于莫顿去世5年后被送入精神病院，最终在那里度过了余生。这场"名利之战"因主角们的悲惨结局而告终，而围绕乙醚麻醉的"是非之战"则与这项伟大的发明永远相伴。

在随后的一百多年里，乙醚麻醉的发明历史成为文学、学术和影视作品的热门题材。人们通过小说、论文、录像、电影等多种形式来回顾和探讨这一医学史上的重要事件。其中，1944年，派拉蒙电影公司根据奥地利历史作家雷尼·米勒（Rene Fulop-Miller）的小说《战胜疼痛》（Triumph Over Pain）改编拍摄了电影《伟大时刻》（The Great Moment），讲述了乙醚麻醉的发明过程及其对医学界的深远影响，成功将复杂的医学历史事件以一种易于理解和引人入胜的方式呈现给观众。

从今天的视角来看，争夺乙醚麻醉发明权的四位关键人物——克劳福德、威尔士、莫顿和杰克逊——各自都对这一领域的进步有着自己的贡献。克劳福德是第一个使用乙醚进行麻醉的人，威尔士则通过使用"笑气"扩大了吸入麻醉的应用范围。莫顿虽然不是第一个发现并合成乙醚的人，也不是第一个使用乙醚进行麻醉的人，但他通过公开展示和推广，将其迅速推向全球应用，因此至今仍有人将他称为"麻醉之父"。而在这个过程中，杰克逊的建议和指导起到了关键作用。

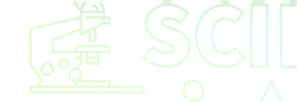

梦神之惑："这是最好的时代，这是最坏的时代"

1804 年，德国药剂师弗里德里希·塞尔吐纳（Friedrich Serturner）首次从罂粟乳胶中分离出一种生物碱。通过实验，他发现这种物质能够诱导一种梦幻状态。13 年后，他以古希腊神话中"梦神"摩耳甫斯（Morpheus）之名，将其命名为 morphium，即我们所熟知的吗啡。

吗啡在现代医学中展现出强大的镇痛效果，但同时也具有很强的成瘾性。其角色如同双刃剑，既可是天使亦可是恶魔，关键在于使用方式。在临床上合理应用时，吗啡是拯救生命的天使；然而，若被滥用以追求享乐，则转变为危害社会的恶魔。19 世纪 50 年代，皮下注射针的发明加速了吗啡的普及，其注入血液后可以迅速缓解疼痛。在克里米亚战争、美国南北战争和普法战争期间，吗啡广泛用于负伤士兵的治疗，但也导致了"吗啡成瘾"成为士兵间普遍的职业病。至 19 世纪晚期，吗啡传入中国，但由于瘾君子们常用它作为抵瘾针剂或戒烟药，逐渐演变成一种毒害猛于鸦片的社会痼疾。

在临床诊疗过程中，短期内正确、合理、规范地使用麻醉药物并不会出现药物成瘾。围手术期通常不是长期过程，在此期间使用麻醉药品，医护人员通常会通过调整给药方式或剂量以减少血药浓度波动给患者造成的欣快感，因此一般不容易造成患者对麻醉药品的精神性依赖。

可事实上，经济利益的驱使以及麻醉药物监管不力导致的麻醉药物滥用却造成了另一种糟糕局面。例如，合成于 20 世纪 60 年代的镇痛药物芬太尼，凭借其良好效果，为无数病人减轻疼痛，直至今日仍然是全身麻醉的主要辅助用药及术后镇痛药。然而，在美国，它却变成了危害社会的毒品。根据美国疾病控制和预防中心的数据，从 2021 年 8 月至 2022 年 8 月，药物过量使用导致超过 10 万人丧生，其中大约三分之二是由以芬太尼为主的阿片类药物使用引起的。这一数字甚至超过了伊拉克和阿富汗战争中美军阵亡人数的十倍。

查尔斯·狄更斯（Charles John Huffam Dickens）在《双城记》中写道："这是最好的时代，这是最坏的时代；这是智慧的时代，这是愚蠢的时代；这是信仰的时期，这是怀疑的时期；这是光明的季节，这是黑暗的季节；这是希望之春，这也是失望的冬天。"这段名言精准地概括了时代在人们心头投射的影子。好与坏从来都是同生共存的，就像天使与魔鬼一样，从未离开过我们的生活。无论身处何种时代，医学研究都应保持足够的理性和审慎，既要看到技术的进步和发展，也需要时刻警醒可能存在的问题和挑战。

无菌术：与微生物的血腥斗争史

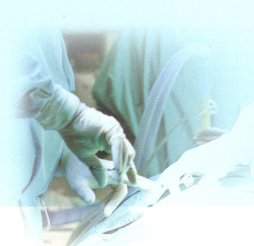

孙子兵法有言："故善战者，立于不败之地，而不失敌之败也。是故胜兵先胜而后求战，败兵先战而后求胜。"提及外科手术，人们往往会联想到在刀尖上舞动的生死瞬间。无菌术虽不显山不露水，却默默地保障着外科手术的成功。

医疗剧涉及手术的镜头中为什么医生洗完手进入手术室时总是双手向上举着？为什么手术室的英文标识是"Operating Theatre"？手术室和剧院有什么关系？这些奇怪现象背后实际上隐藏着外科医生与微生物之间漫长而血腥的斗争史。这场斗争贯穿了整个外科发展史，而无菌术的发明则是人类在这场战争中的宝贵胜利果实。

想象这样一个场景：

你的手不小心被划伤，流血不止。你在家做了简单包扎后，来到最近的医院就诊。急诊外科医生初步检查后，带你进入急诊清创室，为你进行伤口冲洗并消毒。在伤口周围进行局部麻醉后，你在无痛的情况下很快就完成了伤口的清创和缝合。术后伤口愈合良好，没有发生感染，整个治疗过程快捷而安全。

然而，在无菌术被发明之前，这样的治疗过程是完全不可想象的。

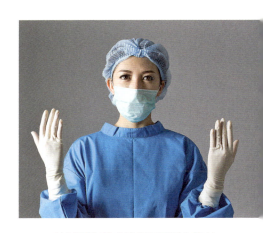

外科医生手术前将双手举在胸前

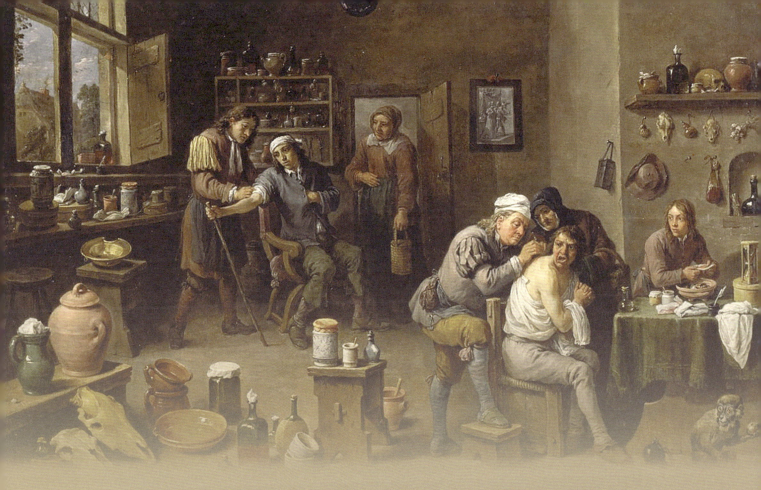

油画《理发师外科医生》，1650 年，小大卫·特尼尔斯。位于画面前景的那位理发师外科医生正在给病人做背部手术；而画面远处靠左的理发师外科医生则在进行当时手术发廊最经典的放血手术；右下角出现在手术发廊的猴子模仿着病人痛苦的姿势则暗讽了病人找江湖郎中看病的现状，也体现了当时医生无菌概念的匮乏

手术发廊与手术"剧院"

在中世纪时期，用双手接触血液被视为低贱的行为，而那些身份高贵的神职人员虽然可以提供医疗服务，却绝不会自降身份为病人做手术。因此，给人开刀的活计就落到了理发师身上，手术自然就在所谓的"手术发廊"里进行。小大卫·特尼尔斯（David Teniers the Younger）的画作《理发师外科医生》就记录了一个中世纪的"手术发廊"，展现了当时手术环境的真实面貌。

之后，随着解剖学的建立和外科技术的发展，外科医生的声望和地位逐渐提高，将理发和手术放在同一个地点的老传统被逐渐淘汰，手术的地点也从理发店转移到了医院。然而，与现代洁净规范的封闭式手术室不同，19 世纪之前的手术室更像是小剧院。当时的手术室通常是一个设有数十个或更多座位的阶梯式房间，手术台位于房间正中，以便来宾观看。如果忽略手术台上的患者，场景与观看戏剧别无二致。正因为如此，部分医院的手术室标识至今仍为"Operating Theatre"。

在那个年代，医生们对细菌感染毫无概念，各种抗菌药物也尚未被发明。外科医生在手术前甚至不需要洗手，只要肉眼看上去没有灰尘污垢的地方就被视为清洁。患者抵抗术后感染的唯一防线就是自身的免疫力。在如此简陋的条件下，每次手术都堪称一场细菌的狂欢。令人遗憾的是，在那个没有无菌术的时代，外科医生的手成了细菌最重要的传染途径。

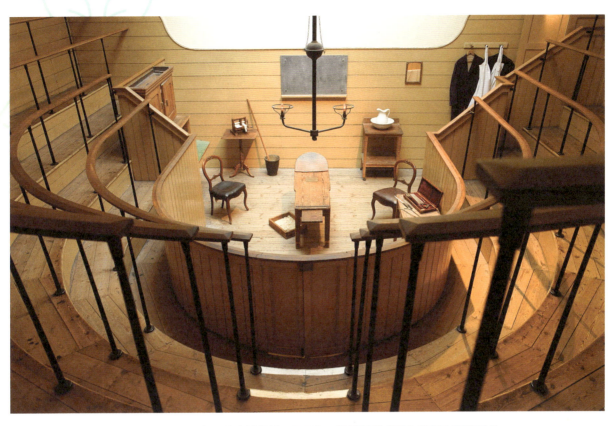

位于英国伦敦的老手术室博物馆，周围有一排排阶梯式看台供民众观看手术

纵观外科手术的发展史，无菌术的发明并非一蹴而就，它离不开基础科学的进步。显微镜的发明让我们得以窥探细菌的微观世界，从发现细菌到认识细菌与疾病的关系。经过无数先辈的努力探索，外科医生才得以逐步了解、认识乃至战胜感染。

塞麦尔维斯与产褥热

数千年来，人们认识到产褥期妇女有发热的危险，这种发热可能是致命的，并将其称为"摇篮热"（childbed fever），以形容病程的短暂和猛烈。在公元前 5 世纪的古希腊，希波克拉底和一些医学家认为产褥感染是产妇体液不平衡所致，他们推测乳汁以某种方式逆向流到子宫，从而导致发热。

18 世纪，随着公立医院的兴起，由产科医生和助产士为妇女接生变得更为普遍，但产褥热的发病率反而快速上升。未经消毒的产钳等器具、人满为患的病房、频繁的产科检查，这些因素都使

在如今的医学知识背景下，我们知道产褥热是因为产妇在分娩的过程中细菌（主要为葡萄球菌、链球菌、大肠杆菌和肺炎双球菌等）经子宫与产道的伤口进入血液，引起产妇全身血液感染。但是，18 世纪的人们对微生物还一无所知。

产妇暴露在充满细菌的环境中，大大增加了产褥感染的风险。在这些医院，产褥热变得司空见惯，病死率最高时超过 30%。英国人口登记注册总署的历史档案显示，从 1880 年到 1930 年的 50 年内，英格兰和威尔士约有 10 万名妇女死于分娩后的发热。因此，医院曾一度被称为"死亡场所"。在证明细菌可以致病之前，产褥热给社会和医学界带来了极大的恐慌和困惑。

关于产褥热的原因，当时许多医生在解剖尸体后，发现死者体内有一种难闻的白色体液，由此提出了多种理论来解释。一些医生认为可能是医院里的"瘴气"（miasma）所致，另一些则认同希波克拉底的"乳汁倒流"理论，认为白色液体就是腐败的母乳。还有人认为是天象（如月食和彗星）对地球磁场的影响所致。当时的医学界并没有认识到交叉感染的危害，而是将产褥热当成一种可以避免的季节性疾病。

1795 年，苏格兰产科医师亚历山大·戈登（Alexander Gordon，1752—1799）在《阿伯丁的产褥热流行病学研究》中猜测，是那些最近为妇女治疗过产褥热的医生将该病传给了其他女性。1843 年，美国解剖学家奥利弗·温德尔·霍姆斯（Oliver Wendell Holmes，1809—1894）在《论产褥热的接触传染》中隐约探明是医生传播了该病，建议一线产科医生接生前要洗手和更换衣服，并避免对那些死于产褥热的妇女进行尸检。然而，他的论点遭到了同行们的强烈反对。当时的产科学权威、费城医学院产科学教授查尔斯·梅格斯（Charles Meigs，1792—1869）公开斥责霍

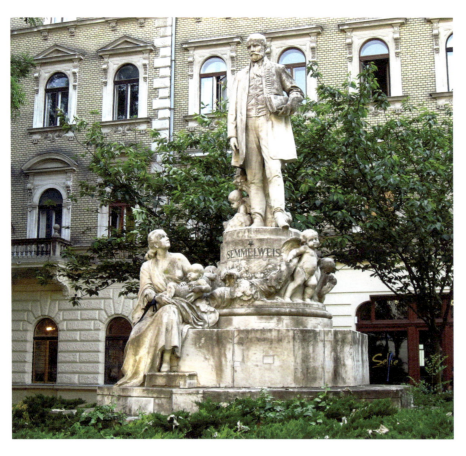

布达佩斯塞麦尔维斯纪念碑

姆斯："医生是绅士，而绅士的手从来都是干净的！"

很快，大洋彼岸的欧洲出现了比霍姆斯更为坚定和强烈的声音。1846 年，来自匈牙利的医生伊格纳茨·塞麦尔维斯（Ignaz Semmelweis，1818—1865）来到维也纳综合医院产科担任助理医生。那里的产科分为 A 区和 B 区，A 区用于指导医学生，B 区用于培训助产士。塞麦尔维斯在研究产褥热的过程中发现，A 区的产妇死亡率远远高于 B 区，他对两个病区之间的产妇死亡率差异感到震惊，随即推断这与医科学生从验尸室直接进入 A 区病房的习惯有关，而 B 区的助产士学生只是在模型上学习，不参加尸检。他认为一定有什么东西从参加尸检的医学生手上转移到了产妇身上。在当时人们对微生物没有概念的情况下，塞麦尔维斯暂且将"罪魁祸首"称为"尸体颗粒"。

经过观察后，他大胆猜测产褥热是因为医生解剖尸体后手部卫生不到位所致，于是要求医生在解剖尸体后和接触不同患者之间用漂白水洗手。这一看似不起眼的洗手举措，效果却是惊人的，记录显示，1847 年产褥期妇女的死亡率从 5 月的 18% 下降到同年 6—11 月的 3% 以下。

然而，与戈登和霍姆斯一样，塞麦尔维斯的结论非但没有获得应有的赞许，反而受到欧洲医学界的怀疑和嘲笑。他在当年的医生公会上报告了自己的发现："让产妇大量死亡的不是别人，正是我们这些不爱干净的医生，是医生受染的双手和器械把灾难带给那些产妇。"当时，塞麦尔维斯的观点触动了某些人的尊严，遭到一些权威人士的反对，其中包括他的导师。这些人为了维护自己虚假的尊严，视他为医学界的另类与叛徒，最终在 1849 年 3 月将其逐出医院。

纵观戈登、霍姆斯和塞麦尔维斯的经历，不难发现这三位医学家都因为将医护人员列为产褥感染的"传播者"而付出了沉重的代价。但他们在科学技术并不发达的时代向真相迈出了关键的一步，以极大的热忱与胆识探讨传染病的预防，从侧面推翻诸如"瘴气"和"彗星影响"等无稽猜想。这样的革新精神值得医学界铭记和赞颂。他们的工作不仅推动了医学科学的进步，也为后来的无菌技术和卫生措施的推广奠定了基础。

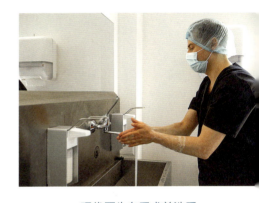

现代医生在手术前洗手

有时不是真理被遮蔽，而是在权威眼中，正视错误就是否定自己。

巴斯德与疾病细菌学说

千百年来，普遍流行着一种"自然发生说"，该学说认为生命可以来源于没有生命的无机物。比如，不洁的衣物会自生蚤虱，污秽的死水会自生蚊虫，粪便和腐败的尸体会自生蝇蛆，甚至老鼠是由面包和奶酪变来的，总之生物可以从它们存在的物质元素中自然发生。该学说曾被许多科学家支持，包括古希腊学者亚里士多德、中世纪神学家阿奎那（Thomas Aquinas），甚至连17世纪的大科学家哈维（William Harvey）和牛顿（Isaac Newton）都相信这种学说。阻止人们接受细菌概念的根本原因其实出在对世界的底层认知上，也就是"生命到底来自哪里"这个最基本的问题。如果自然发生论这个底层认知不破除，即便人类认识到了微生物可以致病，也不可能接受消毒和灭菌这样的概念。

法国著名的微生物学家路易·巴斯德（Louis Pasteur，1822—1895）根据自己的研究实践，推翻了微生物"自然发生说"，认为微生物必定有其母体。1860年，在老教授安托万·巴拉尔（Antoine Balard）的启发下，巴斯德完成了著名的鹅颈烧瓶实验。他把肉汤灌进两个烧瓶里，第一个烧瓶是普通的烧瓶，瓶口竖直朝上；而第二个烧瓶，瓶颈像天鹅颈一样弯曲。然后，把肉汤煮沸并冷却。两个瓶子都没有用塞子塞住瓶口，而是敞开着，外界的空气可以畅通无阻地与肉汤表面接触。区别在于鹅颈瓶细小弯曲的管道隔绝了风的扰动，没有风的推送，地球引力使空气里的微生物无法在那段朝上走的玻璃管里攀升并接触肉汤。过了三天，第一个烧瓶里就出现了微生物，第二个烧瓶里却没有。他把第二个瓶子继续

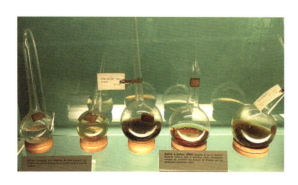

路易·巴斯德

鹅颈烧瓶

放下去：一个月、两个月，一年、两年……直至四年后，鹅颈瓶里的肉汤仍然清澈透明，没有变质和产生微生物。这个实验的结果证明：生物只能源于生物，非生命物质绝对不能随时自发地产生新生命（即"生源论"），推翻了"自然发生说"，同时也证明了空气中存在微生物。

除了否定微生物自然发生学说之外，阐明细菌与疾病之间的密切关系——细菌病原学说——也是巴斯德的伟大贡献。1857 年，巴斯德通过实验证明酿酒发酵是由微生物引起的。之后，通过对微生物的深入研究，他在 1865 年发明了巴氏消毒法。同年，法国蚕病暴发，严重影响了纺织业。通过观察，巴斯德发现了病蚕身上的细菌是致病的根源，并根据自己的细菌病原学说，通过筛选无细菌的健康蚕卵并隔离育种解决了蚕病难题。巴斯德从研究蚕病开始，逐步解开了动物传染性疾病之谜，即传染病是由细菌病原体引起的。

巴斯德不是外科医生，不会开刀，但他深入地探究了微生物对人类医学的影响。他通过前人的文献报道和经验，推测微生物与手术后感染的发生有密切联系。为了证实这一点，他找了几个医生做助手，深入医院，考察病房，重点研究了产褥热，查明了产褥热的病原菌是链球菌。1864 年，在科学院会议上，巴斯德向外科医生们呼吁，将他们的手术器械先在火焰上烧一下再使用。然而，对于没有"医学博士"头衔的巴斯德提出的建议，当时的医生们反应冷淡。

李斯特和外科手消毒

在 1865 年以前，外科医生的工作环境和习惯与现代标准大相径庭。那时，医生们常常将手术刀挂在腰带上，即使刀掉在地上，也会捡起来继续使用；手术时穿的皮裙从不清洗，上面粘的血肉和骨头渣越厚，味道越重，越说明这个医生的江湖地位。这种环境下，外科手术的死亡率极高，一半以上的患者可能无法存活。当时，医学界还没有细菌和感染的概念，伤口感染导致的死亡常被视为自然现象或归咎于某种"瘴气"。因此，医生们做手术时从不洗手，更谈不上消毒和灭菌。尤其是麻醉技术发明后，虽然病人在手术过程中不再感到疼痛，但手术伤口往往更深、更大，术后死亡率也因此更高。

在 19 世纪后半叶，医学观念的发展并不顺利，尽管底层认知在进步，但崇古派们的观点却不那么容易转变。巴斯德在 1865 年就提出微生物致病的理论，并在其后的十多年间积累了大量证据证明产褥热是由细菌引起的，但直到 1879 年，医学界的主流仍然不愿意接受这一理论。因为，古籍中的记载很明确，导致产褥热的是"瘴气"。

在众多医生中，有一位年轻的外科医生约瑟夫·李斯特（Joseph Lister，1827—1912）对巴斯德的理论产生了浓厚的兴趣，并积极推动了外科消毒技术的发展。受巴斯德研究结论的启发，李斯特推测外科手术伤口感染是由微生物引起的，并开始研究如何防止创伤处的微生物繁殖。他曾高度评价巴斯德的成果："微生物的发现，给医学界带来了一道曙光。"

柳叶刀传奇

经过多次重复验证巴斯德的实验，李斯特认识到细菌从外界侵入病人的伤口是引起感染的原因。基于这一认识，他推测防止术后感染最好的方法，就是在细菌进入暴露的伤口之前将其消灭。经过多次实验，李斯特寻找到了石炭酸这种有效的灭菌剂。1867年，他在《柳叶刀》上发表了第一篇灭菌学的论文《灭菌系统：由观察化脓的种种情况论治疗复杂性骨折、脓疡及其他的新疗法》。此后，李斯特在每次手术前都会在整个手术室、手术台、手术器械、纱布等物品上喷洒稀释的石炭酸溶液，并用石炭酸溶液洗手及冲洗病人的伤口。

尽管如此，在李斯特创立外科消毒灭菌技术后的十年间，他的观点并未立即被人们接受。直到1877年，李斯特被任命为伦敦皇家学院临床外科教授，他始终坚持演示并推广外科消毒术。事实上，在李斯特的外科灭菌技术问世后的十年间，他的截肢手术的死亡率从46%下降到15%，无数患者的生命因此得到了挽救。在事实面前，越来越多的人开始接受他的外科消毒灭菌理论。在他的努力下，消毒术在全世界外科医生中普及开来，甚至让手术前洗手成为操作常规。采用外科消毒术后，医院患者的伤口感染明显减少，结束了外科手术死亡率居高不下的恐怖时代，这也成为外科学历史上里程碑式的事件。此后，李斯特的外科消毒法不断被他人在实践中完善。

西方绘画中的无菌术变迁史

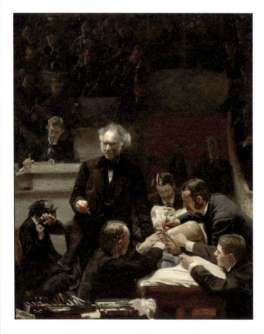

《格罗斯诊所》（1875年）

托马斯·埃金斯（Thomas Eakins）是19世纪美国的著名现实主义画家，他非常注重写实，并且曾经学过医学。在埃金斯的笔下诞生了多幅著名的医学主题油画，画中的场景绝非他的主观臆想，而是来自真实的手术场景。其中，最有代表性的作品非《格罗斯诊所》和《阿格纽医生的临床课》莫属，它们让现在的我们得以一窥100多年前外科手术的真实场景。

《格罗斯诊所》是埃金斯1875年创作的一幅油画，描绘了他在费城杰斐逊医学院目睹的一场由70岁的名医塞缪尔·格罗斯（Samuel David Gross，1805—1884）主刀的手术。而《阿格纽医生的临床课》则创作于1889年，是宾夕法尼亚大学医学院的著名外科学及解剖学教授阿格纽医生（David Hayes Agnew, 1818—1892）退休时，医学院的校友为了纪念他，委托埃金斯创作的。目前，这两幅具有重要历史和艺术价值的油画均收藏于费城美术馆。

　　仔细对比观察托马斯·埃金斯的两幅油画《阿格纽医生的临床课》与《格罗斯诊所》，能深切感受到 19 世纪后叶无菌术对外科学发展的巨大影响。这两幅间隔 14 年的画作展现了当时的手术仍在圆形的手术剧场内进行的共同点，剧场内坐满了观摩的学生，这一传统可追溯至文艺复兴时期的解剖课。同时，手术剧场内已配置了专门的麻醉医生在手术过程中照看患者。然而，不同之处在于《阿格纽医生的临床课》中，外科手术的无菌观念已取得显著进步。我们可以看到，1889 年的外科医生和麻醉医生已用白色的手术衣取代了原先的黑色礼服，手术台旁也已配有专职的手术护士照看器械。此外，《格罗斯诊所》中手术台旁掩面哭泣的患者家属在 14 年后的手术中被禁止留在手术室。尽管如此，当时的无菌观念与现代外科手术相比仍有不小差距。例如，当时尚未发明手术橡胶手套，手术医生的手上沾满了血迹，且手术中未对术野进行铺巾。

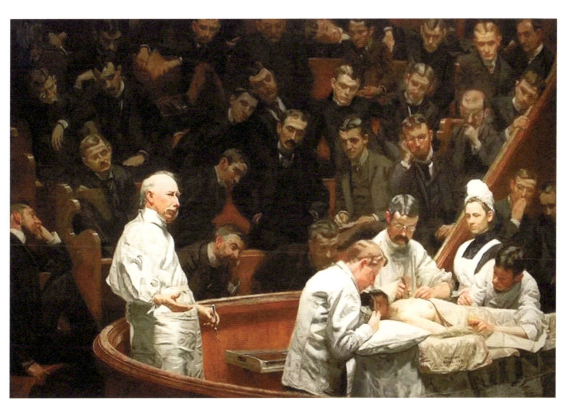

《阿格纽医生的临床课》（1889 年）

现代无菌术：外科医生的立命之本

在探索无菌技术的过程中，人们逐渐认识到医生的穿着对伤口的影响。1883 年，德国医生诺伊贝尔（Gustav Neuber）发明了无菌手术衣和帽子；1889 年，另一名德国医生提出了手臂消毒法；1890 年，美国著名的外科医生霍尔斯特德（William Steward Halsted）注意到用来浸泡器械的氯化汞溶液对皮肤的腐蚀作用，于是委托橡胶公司制作了橡胶手套，从此橡胶手套被应用于无菌操作中，解决了手部表面消毒的难题；1897 年，德国医生米库利奇（Johann Mikulicz）提出在手术过程中外科医生应使用纱布遮住口腔、鼻腔和胡须，以避免唾液飞溅到伤口上，这标志着现代口罩的雏形逐步形成。

1946 年，英国医生科尔布鲁克（Leonard Colebrook）开发出了一种新的空气净化系统，当用于烧伤病房时，可以大大减少烧伤患者的感染率。这种系统通过在房间上方引入过滤后的热空气，利用类似活塞效应的原理，让清洁的空气替换污染空气，从而降低空气中的细菌含量。1961 年，英国医生约翰·查恩利（John Charnley）在莱廷顿医院首次使用通风手术仓，这种系统通过高效过滤的洁净空气穿过天花板垂直向下吹向手术台，产生持续的单向气流。在此基础上，世界上第一间层流洁净手术室于 1966 年在美国的巴顿纪念医院设立。

经过几代医学家的不懈努力，一系列无菌技术的发明使外科医生在与微生物的战斗中得以占据上风。如今，无菌观念已深入人心，成为外科医生的立命之本。随着止血、麻醉、消毒等技术的攻克，外科手术进入了快速繁荣发展的时代。

为什么医生进手术室都必须把手举在胸前？想必此时你已经明白，是因为手术室里的自上而下的单向空气流动，把手举在胸前是相对无菌的，为了尽量减少手术感染，医生们必须把双手举在胸前。

现代化的手术室，配备高端的医疗设备与整洁的环境

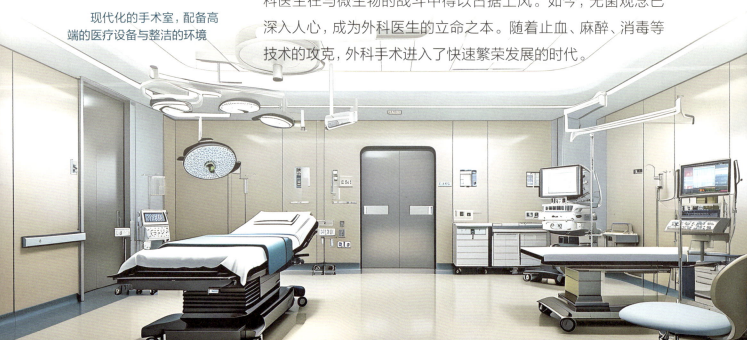

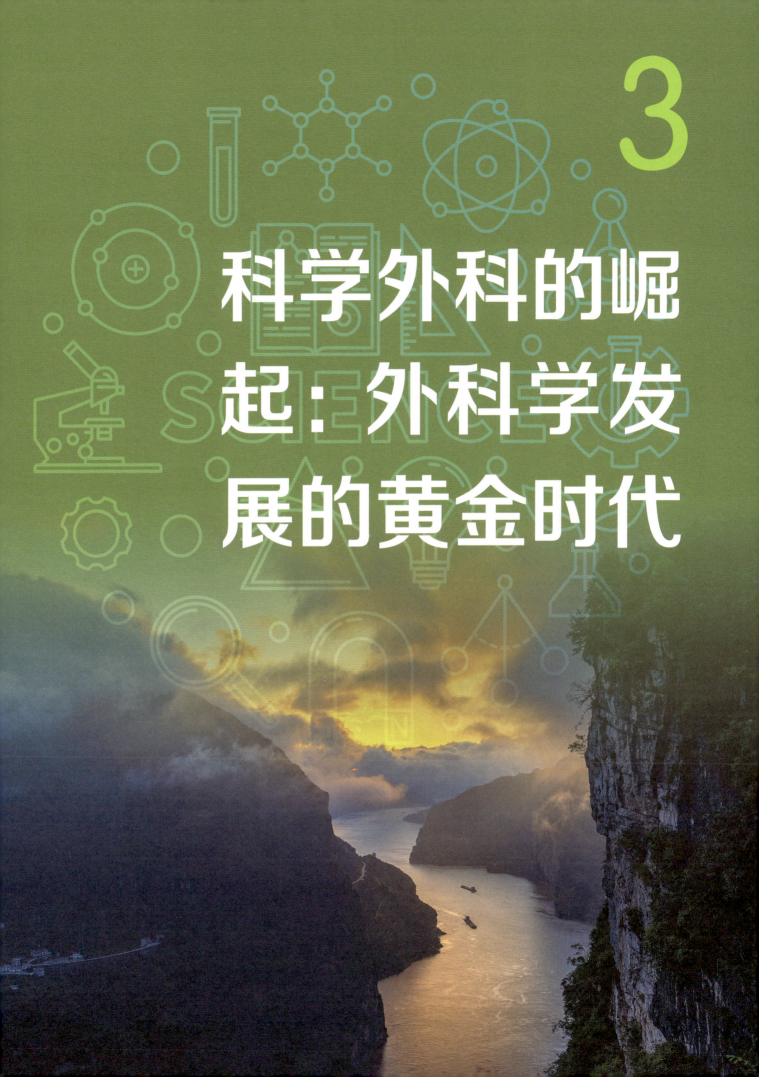

3

科学外科的崛起：外科学发展的黄金时代

医学影像学：从崂山道士到工业革命

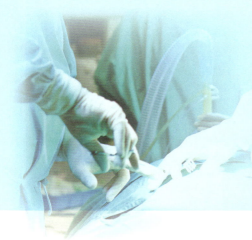

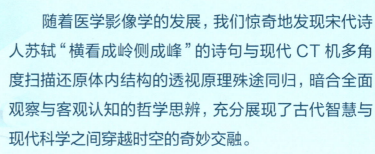

横看成岭侧成峰，远近高低各不同。不识庐山真面目，只缘身在此山中。

——苏轼《题西林壁》

随着医学影像学的发展，我们惊奇地发现宋代诗人苏轼"横看成岭侧成峰"的诗句与现代 CT 机多角度扫描还原体内结构的透视原理殊途同归，暗合全面观察与客观认知的哲学思辨，充分展现了古代智慧与现代科学之间穿越时空的奇妙交融。

《孙子兵法》有云"知己知彼，百战不殆"。战争，作为矛盾斗争的最高表现形式，情报侦察历来是决定胜负的关键因素。同样，人与疾病的抗争也是一场没有硝烟的战争。在医学影像学尚未出现的漫长岁月里，这些看不见的"敌人"常常让医生在无声的战场上陷入被动。

从古代角斗士的刀剑伤口到近代战场上的截肢手术，从尸体解剖到病理生理学实验，医学先贤们不断努力探索人体的内部结构和运行规律。然而，技术和伦理的限制使得人们对人体内部的认识始终如同管中窥豹。李时珍在《奇经八脉考》中提到："内景隧道，唯返观者能照察之。"意指脏腑内景和经络隧道，唯有通过某种修炼的人才能内视（返观）体察。然而，自唐宋以后，中医学逐渐转向离形论气，失去了达观内视的能力，无人能够亲见脏腑，因此中医的内视理论至今仍存在争议。

无论在东方还是西方，寻找一种无创的方法来探索人体内部构造一直是医学界的不懈追求。《聊斋志异》中有一个关于书生上崂山寻仙学习"穿墙术"的有趣故事。虽然大多数人可能会对蒲松龄的想象力表示钦佩，但同时也认为"穿墙术"过于荒诞而对其不予置信。然而，在现代医学中，医学影像学的发展使得这一幻想变成了现实。如今，医学影像检查已成为诊断和治疗疾病不可或缺的重要工具。X 线摄片、CT（计算机断层扫描）、MRI（磁共振成像）等医学影像检查早已普及，并为人所熟知。通过各类影像学检查，医生可以延伸"视力"，获得患者体内结构的影像信息。无论是常见的感冒发烧，还是复杂的肿瘤等重大疾病，影像检查都能提供关键信息，帮助医生对疾病做出准确诊断，然后制定有效的治疗方案。

第二次工业革命与 X 射线的发现

19 世纪下半叶，伴随第二次工业革命的浪潮和科学思潮的蓬勃发展，科学领域诞生了许多划时代的重要成果。在物理学领域，英国科学家迈克尔·法拉第（Michael Faraday）和詹姆斯·普雷斯科特·焦耳（James Prescott Joule）做出了重要贡献。法拉第发现了电磁感应现象，这一发现为发电机的发明奠定了理论基础；而焦耳等科学家则确立了能量守恒和转化定律，为内燃机的发展提供了关键理论支持。这一时期的科技进步是前所未有的，每年都会涌现各种新发现、新发明。这些新事物不仅推动了各行各业的革新，也深刻地改变了人们的生活方式。

1855 年，德国玻璃工人海因里希·盖斯勒（Heinrich Geissler）基于托里拆利真空原理，发明了一种水银真空泵。他将两根白金丝封在一根玻璃管的两端，再用他的泵将管内的空气抽出，然后在白金丝上施加感应线圈产生的高压电。结果，管内残余的气体发出了紫红色的辉光，这就是最早的低压气体放电管。由于是盖斯勒最早制成这种装置，所以通常将其称为盖斯勒管。

随后，英国伦敦大学的化学教授威廉·克鲁克斯（William Crookes）对盖斯勒管进行了深入研究。他将低压空气放电管进一步抽成高真空状态，当管内空气稀薄到一定程度时，气体发光现象消失，但他发现从阴极发射出一种特殊的射线，这种射线肉眼不可见，但能在玻璃管壁上产生荧光。这种神秘的绿色荧光被称为"阴极射线"，而这种高真空放电管则被称为克鲁克斯管。克鲁克斯通过一系列精彩的科学实验，证明阴极射线是一种带负电的粒子流，是一种前所未知的新物质。

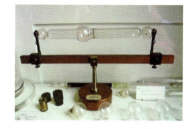

盖斯勒管，1862 年，荷兰泰勒博物馆

可不要小看这根放电管，它不仅是现代霓虹灯、日光灯、电子管、显像管的前身；而且通过对这种放电现象的研究，科学家们还取得了许多意想不到的重大发现。

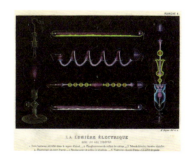

阿梅迪·吉列曼（Amédée Guillemin）所著《物理学现象》（1868 年）一书中各种盖斯勒管绘图

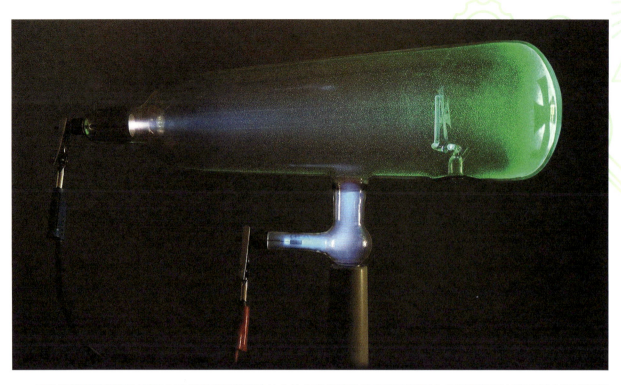

克鲁克斯管实验可以显示出电子的粒子性质（从左往右直线移动的电子束遇到十字形标靶后在真空管右面底端显示出十字形阴影）

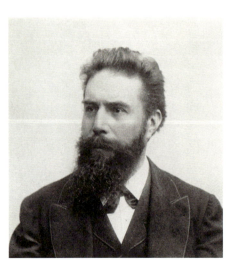

X 射线发现者德国物理学家威廉·康拉德·伦琴

此后，许多科学家都开始研究克鲁克斯管，试图揭开阴极射线之谜。1897 年，英国剑桥大学卡文迪许实验室的约瑟夫·汤姆孙（Joseph Thomson）使用真空管和强电场观察到阴极射线的偏转，并计算出这些粒子的速度、质量和电荷。他将这种粒子命名为"电子"。这一发现标志着人们打开了神秘的原子世界的大门，原子不再是物质可分性的最后极限，物理学进入了探索微观世界的新纪元。汤姆孙因此获得了 1906 年诺贝尔物理学奖。

X 射线的发现与阴极射线管息息相关。1895 年 11 月 8 日，德国物理学家威廉·康拉德·伦琴（Wilhelm Conrad Röntgen，1845—1923）在实验室里用阴极射线管进行实验研究时，偶然发现不远处有一块小水晶在感应发光。为了弄清楚原委，伦琴先后用黑卡纸、书本、砝码甚至手，挡在阴极射线管与水晶之间进行实验。他敏锐地意识到这很可能是一种全新的射线。这种射线与先前发现的阴极射线的穿透力完全不同，阴极射线仅能穿透几厘米的空气，而这种射线却可以轻松穿透书本、玻璃、木头、硬橡胶、衣服和人体的血肉等物质，但金属和人的骨骼等重物质则会挡住这种射线。经过多次重复实验，他确信阴极射线管能发出一种肉眼看不见的射线，并用数学上表示未知数的最常用代号"X"，将其命名为X射线。

受这次偶然发现的激励，伦琴放下其他研究项目，集中精力研究X射线的特性。他发现X射线对不同人体组织的穿透力各不相同，并且X射线与阴极射线粒子束不同，它不会因磁场而折射。伦琴被X射线彻底迷住了，最初那段时间里，他连续多天吃住都在实验室而没有回家。由于对未知射线心生疑虑，开始时他对同事甚至家人都秘而不宣。

1895年，离圣诞节还有三天，50岁的伦琴教授想给妻子一个特别的圣诞礼物。于是，他神秘兮兮地把妻子带到了自己的实验室，让妻子把手放在实验室的一台仪器前。过了一会儿，他兴冲冲地拿着这张照片给妻子看，满心期待妻子惊喜的表情，没承想听到的却是妻子惊恐的回应："我看到自己死了的模样！"这张照片就是伦琴妻子的手部X射线照片，它清楚地显示了手部的骨骼轮廓和戒指。这是人类历史上首次在活体中透过皮肤观察到人体内部结构。从这张照片记录的那一刻开始，命运的齿轮悄然转动，全世界开启了一场浩浩荡荡的医学影像学革命。

随后，伦琴向维尔茨堡物理学医学学会递交了一份认真、简洁的通讯，题目为《一种新的射线——初步报告》。1896年初，这个大发现被奥地利的一家报纸报道了。很快，这个爆炸性新闻经由电报传遍世界各地，人们知道德国的物理学家发现了一种新射线，可以穿透人体看到骨骼。《纽约时报》在文章中激动地写道："这座城市中的科学家们，正急不可耐地等待着英文期刊，能够给出伦琴教授这一摄影技术的全部细节！这将让外科医生们发现患者体内的异物，变革现代外科手术！"

此后，数家国际著名厂商很快就生产出医用X线机，并将X射线用于全身各部位疾病的诊断。为了纪念伦琴的发现，X射线也被称为伦琴射线，伦琴也因此获得1901年首届诺贝尔物理学奖。

由此可见，帮助伦琴发现X射线的不仅仅是那偶然的惊鸿一瞥，还有敏锐的观察力、科学的预见力、准确的判断力和扎实的实验技术。

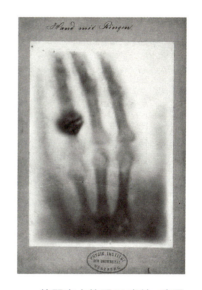

伦琴夫人的手X光片，它是人类历史上第一张X光片，由此开启了一场浩荡的医学革命

后知后觉的双刃剑：科学探索的风险与代价

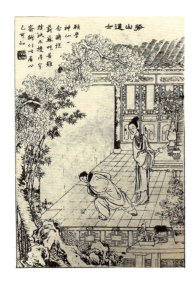

《聊斋志异》崂山道士篇插图

《聊斋志异》中的崂山道士篇讲述了一个寓意深刻的故事：书生王七向崂山道士学仙，但因生性懒惰怕苦，只求道士传授小技，便下山了。道士传授给他穿墙术，王七学成后喜出望外，在墙两边穿来穿去，潇洒自如。然而，当他下山回家后想在妻子面前炫耀时，法术却失灵了，他被南墙撞得眼冒金星，脑袋上撞出一个大包，懊恼不已。书生回想起下山前道士的嘱咐："归宜洁持，否则不验。""洁持"即洁以持之，意为只有心无杂念，道术才能灵验。耐人寻味的是，当人类在 19 世纪末发现 X 射线后展现出的技术傲慢，与崂山道士寓言揭示的"术须心正"的东方智慧形成了跨越时空的微妙呼应——彼时人们将这种穿透性射线轻率地用于选美测量和脱毛美容，最终付出了惨痛的医学代价，这恰似王七对穿墙术的轻慢滥用，都印证了"人能弘道，非道弘人"的永恒哲理。

X 射线的发现开创了医学的新时代，但这样一个改变世界的伟大发现背后，却隐藏着一段悲怆的历史。现在我们都知晓，X 射线是一种电离辐射，长期或大量接触会增加致癌风险。然而，在 X 射线被发现之初，人们对它的危害一无所知。1895 年至 1936 年间，因滥用 X 射线而重病或死亡的人数达数十万，堪称世界上最为悲壮的研究和发现之一。

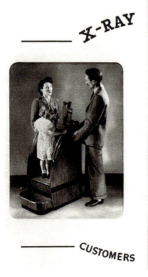

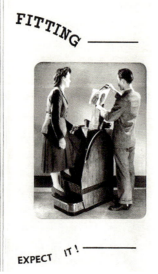

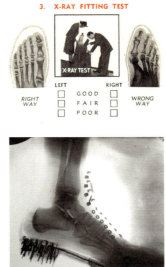

1920 年代美国的 X 光试鞋机广告

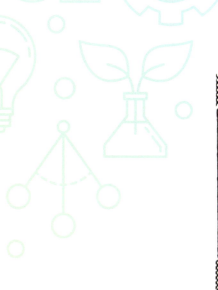
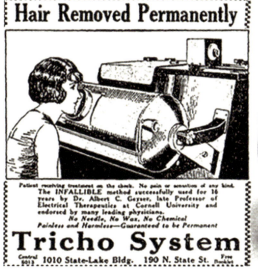
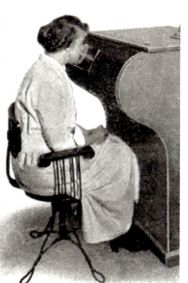

1920 年代 X 射线
脱毛机广告

伦琴发布 X 射线的研究成果后，全球科学家争相验证，X 射线迅速风靡全球。X 射线在当时之所以拥有如此广泛的影响力，一大原因是人们将其赋予了娱乐属性。1896 年，爱迪生（Thomas Alva Edison）在研究了各种材料在 X 射线照射下发出荧光的能力后，发明了酷似现代 VR 眼镜的方锥形荧光观察镜，使人们能够便捷地观察 X 射线的透视效果。这一新技术引起了公众的极大兴趣，成百上千的人排成长龙，只为一睹自己的骨骼。目睹这种具有强穿透力的射线竟然拥有如此魔力后，脑洞大开的人们迅速开发出五花八门的玩法。

照相馆推出了 X 光拍摄项目，吸引了全国无数女性争相拍摄骨感照。甚至一些权贵人士也成为 X 光的狂热粉丝，连伦琴本人也深陷其中无法自拔。鞋店紧跟潮流，推出了 X 光试鞋机。这种机器安装着长长的 X 光发射管，能够直接将鞋子轮廓和脚骨清晰地拍摄出来。店员则根据 X 光提供的具体信息，为顾客挑选出最合脚的鞋子。由于效果猎奇，X 射线试鞋机几乎成为鞋店的必备设备，深受人们喜爱。在 1950 年代的巅峰时期，全美至少有 10000 台 X 射线试鞋机被使用。

一些善于观察的人发现，X 光的长期照射能加速人的毛发脱落，在短短数小时内就能达到无痛脱毛的效果。于是，商家们推出了 X 光脱毛法。在如今看来，这种方法真是无知者无畏，实际上是不折不扣的催命符。许多接受脱毛治疗的女士初期开始出现面部浮肿、角质层变厚等症状，多年后，许多曾经接受过 X 射线脱毛的女士开始患上皮肤癌，陆续去世。有研究统计，截至 1970 年，因皮肤癌而去世的女性中约有三分之一曾经接受过 X 射线治疗，而从首次暴露到罹患癌症的平均时间长达 21 年。因为这些爱美女性的症状与广岛核爆幸存者的症状颇为相似，医学上也将其称为"北美广岛少女综合征"。

除了不知真相的平民百姓，奋斗在科研一线的学者们受到 X 射线辐射伤害更为严重。在德国汉堡圣乔治医院的花园里，静静矗立着一座由德国伦琴射线学会设立的纪念碑——X 射线殉道者纪

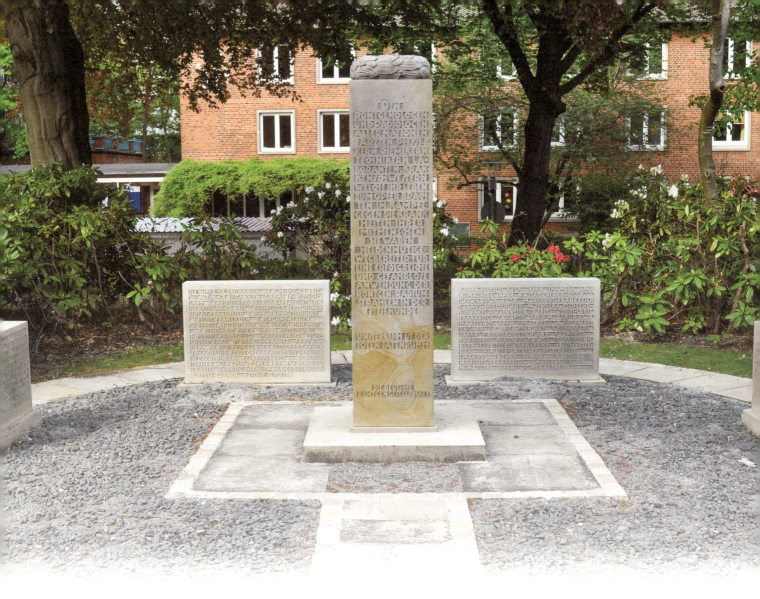

德国汉堡圣乔治医院 X 射线殉道者纪念碑

念碑，旨在纪念那些因在医学上使用 X 射线而献身的先驱者。刚建成时，石碑上镌刻着 15 个国家的 169 位医生、物理学家、化学家、技术人员、实验室助理和护士的名字，到了 1959 年，这份名单增补到 359 人。回首 X 光技术的拓荒年代，可以说人类最勇敢的先遣队遭受重创，几乎全军覆没。

　　X 射线殉道者纪念碑上排在第一位的是海因里希·阿尔伯斯·勋伯格（Heinrich Albers-Schönberg）。他是圣乔治医院放射科的创始人，是 X 射线的狂热粉丝，不仅一手建立了关于 X 射线的专属期刊，还编撰了 X 射线的理论教科书，可以说在 X 射线的推广上功不可没。在尚不清楚 X 射线危害的年代，勋伯格因长期暴露在射线中，最终患上了皮肤癌不幸去世。在伦琴故乡的博物馆内，还有一位放射专家的左手因过度接触 X 射线导致癌变，为了警示后人，他将左手截肢保存在博物馆内，时至今日仍可见到。

　　恐惧生发于懦弱和无知，而实事求是则永远是勇者的勋章。人类对科学的反思，不是也不应该是对科技本身的恐惧，而应是对科学的不断探索和纠错。

1925 年，第一届国际放射学大会在伦敦召开，首次提出 X 射线的防护问题；1928 年，在斯德哥尔摩召开的第二届大会上成立了防护委员会，并制定了最早的 X 射线操作规范。随着防护措施的日趋严格和 X 光设备的迅速改进，医疗中的 X 光灾难终于成为历史。

计算机断层扫描的诞生：当 X 射线插上数学和计算机的翅膀

随着 X 射线相关研究在医学领域的不断深入，医生们发现，在诊断肿瘤时，X 射线透视常常力不从心。因为人体是三维立体的，而 X 射线成像通常是在一张平面的底片上，导致影像互相重叠，缺乏立体感，难以准确判断问题所在。用今天时髦的话来说，拍 X 光片就像三体人脱水，人体被压扁成一张纸，或者好比人体被扔了一张二向箔，将人体从三维降成了二维，丢失了很多信息。

能否将 X 光片的二维信息重新变回三维信息呢？医学影像的发展并非一蹴而就。为了解决三维成像的问题，"断层成像"的概念首先被提了出来。所谓断层成像，就是要得到一个物体内部的截面图像。如果你想了解一个西瓜的内部构造，比较方便的做法是用刀将其切开，但若将这个办法用在病人身上绝非明智之举。人们绞尽脑汁，希望找到一种不用切开物体便能获取其内部截面信息的方法，这种方法就是断层成像。

20 世纪 70 年代中期，医学领域出现了一种神奇的技术，名为计算机断层扫描，即我们现

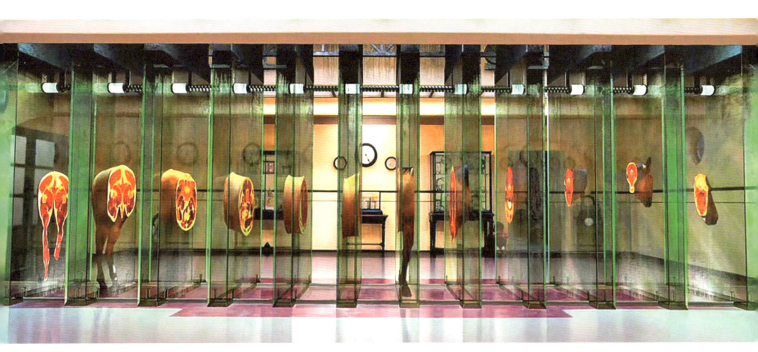

电影中马的断层（电影《入侵脑细胞》剧照）

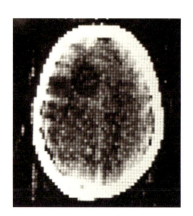

世界上第一张 CT 片

接受治疗的患者体内的同位素剂量及其分布需要受到严格的控制。这是因为如果同位素剂量太小，将达不到理想的疗效；剂量太大，则会危害患者的健康。同时，同位素的浓度应在肿瘤组织内较高，在健康组织内尽可能低。

在熟知的 CT 技术。CT 技术能够在不损伤病人的情况下，提供人体从头到脚各部位的断层 X 射线图像。利用 CT，医生可以观察到人体内部的三维结构，即使是极其微小的病灶，通过 CT 也能及早被发现并采取正确的治疗措施，从而挽救无数患者的生命。

X 射线成像的原理是利用人体不同组织对 X 射线的衰减系数不同。对人体进行 X 射线照射后，可以得到一个照射方向上不同衰减系数在人体各处的分布图。如果把头部看成一颗西瓜，将其切成薄片，从外侧转着圈地用 X 射线照射，X 射线遇到西瓜籽就会被遮挡吸收。一个方向不够就多拍几个方向，通过数学计算就能看到里面西瓜籽的样子和位置。问题在于，普通 X 光片只能得到 X 射线穿过人体组织的衰减系数的平均值，而通过平均值反向推算 X 射线衰减系数的实际分布才是技术突破的关键。美国物理学家阿兰·麦克劳德·科马克（Allan MacLeod Cormack，1924—1998）通过研究，将医学问题直接转化为数学问题。

1955 年，当时还是开普敦大学物理学讲师的科马克接到一项任务，要为南非一家医院的放射科监测肿瘤患者接受放射性同

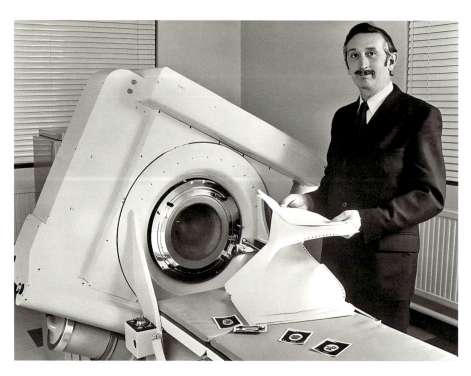

1972 年豪斯费尔德站在 EMI-CT 机旁

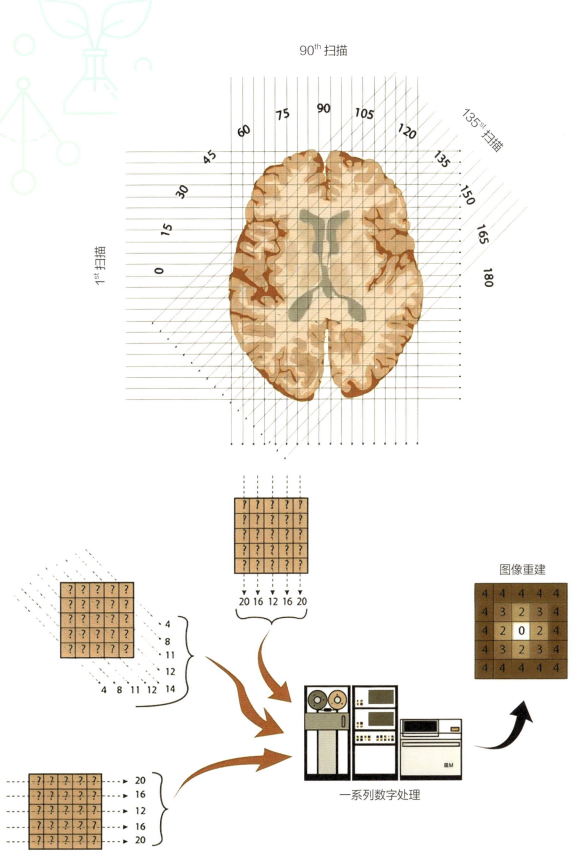

CT 机原理

位素治疗的剂量。科马克想，是否可以通过体外测量同位素发出的射线，来确定其在体内的浓度分布，以帮助医师确定最佳治疗方法。他很快发现这其实是一个数学问题，如果解决了，很多问题都会迎刃而解。1963 年，他发表了题为《函数的直线积分表示及其放射学应用》的开创性论文，通过自己的努力解决了这个数学问题。这篇论文包括了研制 CT 的完整理论，但是当时科马克显然没有想到自己的数学理论可以被用于人体断层成像。

CT 技术的突破，本质上是数学理论的突破，但要实际应用还需要解决大规模数值运算问题。直到 1970 年代初期，随着计算机技术的迅速发展，大规模数值运算才成为可能。经历了许多困难和挫折后，1969 年，英国工程师戈弗雷·豪斯费尔德（Godfrey Hounsfield，1919—2004）成功将 X 射线成像、CT 图像重建的数学处理与计算机技术结合起来，首次设计出一台可用于临床的 CT 机。1971 年 9 月，豪斯费尔德与一名放射科医生合作，将第一台 CT 机正式安装在伦敦郊外的阿特金森·莫利医院。10 月，医院用它检查了第一个病人。这次检查首次成功获得了病人头颅的横断面重建图像，可以从图像上区分脑白质和灰质，诊断出这位病人的脑部肿瘤，获得了第一例脑肿瘤患者的头颅 CT 图像。1972 年 4 月，豪斯费尔德在英国放射学年会上发布了他的研究成果，立即震惊了世界，迅速引发了 CT 热潮。

为表彰他们发明了计算机辅助 X 射线断层成像技术，1979 年诺贝尔生理学或医学奖颁发给了两个没有任何医学背景的人：阿兰·麦克劳德·科马克和戈弗雷·豪斯费尔德。卡罗琳医院的葛雷茨（Torgny Greitz）教授在授奖发言中说："今年诺贝尔生理学或医学奖的两位获奖者都不是医学专家，然而他们在医学领域掀起了一场革命……他们所发明的计算机辅助 X 射线断层成像技术，使医学进入了太空时代。"

癌症筛查的黄金时代：基于人工智能的癌症筛查模型

在日常生活中，我们经常会与人工智能（Artificial Intelligence，AI）进行互动，从使用地图导航到自动驾驶，从动画制作到聊天机器人，AI 正在为人类带来越来越多的便利。然而，在临床医学中，AI 技术的应用速度要慢得多，绝大多数诊断和治疗建议仍然完全基于人类的判断。

直到 AI 在医疗影像学方面取得了新突破，才让事情有了变化。2023 年，《自然医学》杂志刊登了一个名为 PANDA（PAncreatic cancer Detection with AI）的胰腺癌早筛 AI 模型，引起了广泛关注。PANDA 仅需胸部或腹部的 CT 平扫就可以识别早期胰腺癌等胰腺病变，灵敏度和特异性分别高达 92.9% 和 99.9%，首次让一般人群的胰腺癌筛查成为可能。这或许是人类在与"癌症之王"胰腺癌的斗争中第一次掌握了主动权。PANDA 的出现不仅为胰腺癌患者带来了新的希望，也展示了人工智能在医疗领域的巨大潜力。

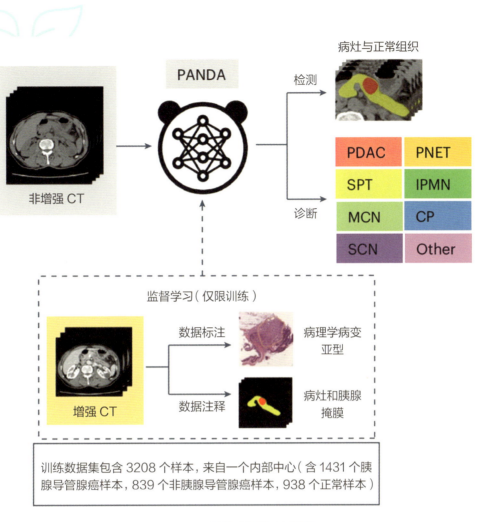

PANDA 胰腺癌早筛 AI 模型

除胰腺癌外，AI 模型还在食管癌、肺癌、乳腺癌、肝癌、胃癌、结直肠癌等多种癌症的筛查上取得了阶段性的进展。将来或许仅需一次普通的 CT 平扫，就可以筛查所有癌症。

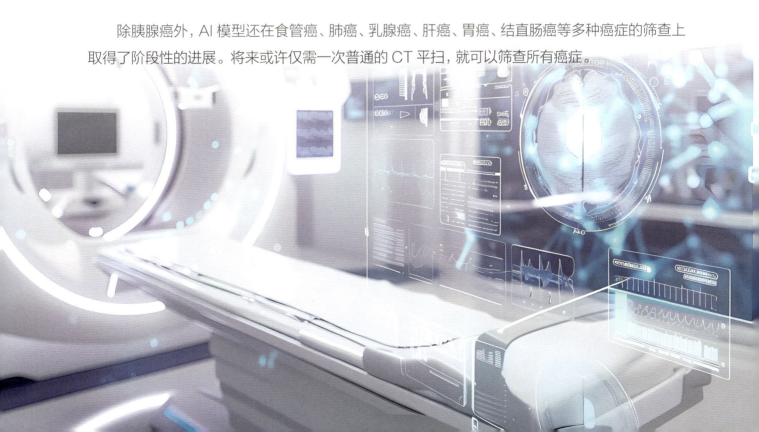

输血术：战争与外科学发展

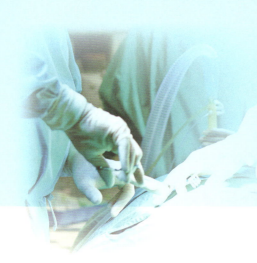

医学源于人类救助同伴的本能。人性本善，命运与共，输血是人与人之间最纯粹的能量连接方式。现代医学昌明就是要唤醒这无意识生命深处朴素的"悲悯意识"。随着输血技术的成熟，外科手术得以向着更深的生命禁区进发。

输血这个词对于现代人来说并不陌生，不论是在影视作品里，还是在现实生活中，当有人身患重伤被送往医院时，我们常常会看到亲人或朋友撸起袖子大喊："医生，抽我的血！"可见，输血作为一种救命手段早已深入人心。在现代医学高度发达的背景下，输血技术作为应对高危出血状况的重要救治手段，已广泛应用于创伤急救、产科大出血以及重大外科手术等可能引发急性失血的医疗场景中。

然而，这种奇妙的治疗方法并不是神的恩赐。和医学中的其他门类一样，输血医学也经历了从蒙昧到理性、从粗陋到精细的发展历程。随着输血技术的成熟，外科手术得以向更多的生命禁区进军。

古人对输血的探索和尝试

在人类的蒙昧时代，巫医们相信血液具有一种神奇的魔力，用血液治病曾一度被认为是一种行之有效的方法。在中国古代，人们认为新鲜人血可以治疗肺痨，在鲁迅作品《药》中就有关于人血馒头的描述；在古罗马时代，贵族们会取用角斗士的鲜血，作为治疗癫痫的药方；甚至古代西方还有一种荒诞的观点，认为年轻人的血液可以使人永葆青春。

在宗教传说、神话和巫术的传说横行的时代，关于鲜血的药理作用在古代西方有其文化基础。西方一直有关于吸血鬼的传说，吸血鬼文化源远流长且极为丰富。例如，哥特小说《德古拉》中写道："永生的吸血鬼，不会简单地因为时间的流逝而死亡，吸食活人的血液可让他们生生不息，永葆青春。"而作为西欧恐怖传说"血腥玛丽"的原型，传说 16 世纪匈牙利的伊丽莎白·巴托里伯爵夫人为了保持美丽容貌、青春永驻，长期饮用少女的血，并用鲜血洗澡，她也因此被冠以"女吸血鬼""德古拉伯爵夫人"等称号。除了传说外，为获得年轻人的血液，西方历史上也发生了许多令人痛心的真实事件。1492 年，教皇英诺森八世病重陷入昏迷，医生们建议为其输血，最终选择了三名 10 岁男孩作为"献血者"，这也是人类历史上有记录可考的首次输血尝试。然而不幸的是，这些男孩均死于此次献血，教皇本人最终也病重不治身亡。

古代医学对血液的认知和观点虽然有许多不科学，甚至荒谬的地方，但也反映出人们对血液的重视和关注。古罗马医学家盖伦认为肝是有机体生命的源泉，是血液活动的中心；已被消化的营养物质由肠道被送入肝脏，营养物质在肝脏转变成深色的静脉血并带有自然灵气；带有自然灵气的血液从肝脏出发，沿着静脉系统分布到全身。显然，盖伦关于血液系统的认识是错误的，但在盖伦的盛名之下，这种错误理论在西方古代医学领域延续长达 1400 年，成了医学史上输血实践和医学发展的桎梏与障碍。

1616 年，英国医生威廉·哈维提出了血液循环的理论。该理论认为血液不断流动的动力来源于心肌的收缩；而脉搏的产生，是由于血管充血而扩张；人体的血液经心脏流经全身和肺脏。这些现在看来都是常识的理论，在当时却绝对是划时代的描述。血液循环学说的提出彻底颠覆了当时统治西方古代医学领域一千多年的错误理论，其重要性和影响力巨大而深远。正是在血液循环理论的基础上，现代医学意义上的输血和输液才有了实现的可能。

人类对输血的探索从未停歇。历史上第一次成功的动物输血实验发生在 1665 年，医生理查德·洛尔（Richard Lower）发表了他在狗与

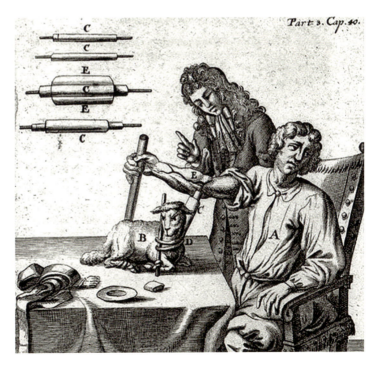

丹尼斯的输血治疗

狗之间进行输血的案例。1667 年，洛尔用特制的管子将羊的颈动脉与人的肱动脉相连，把羊血输给了人，并获得成功。同年，法国医生让·丹尼斯（Jean Baptiste Denis）成功复现了洛尔的人羊输血实验。他将 12 盎司的羊血输给了一个因水蛭叮咬而流血过多的 15 岁男孩，这个男孩在输血后幸存下来。然而，后来丹尼斯在把小牛的动脉血输给一位梅毒患者时出现了意外。输血后患者出现发热、腰疼、尿液呈黑色等症状，不久后便死亡。死者家属状告丹尼斯犯了杀人罪。虽然这个病人不是因为输血死亡，但法庭还是判决未经巴黎医学部批准不得输血。此后，法国议会和英国议会均下令禁止输血。在此后的 150 年间，西方的医生们将输血视若畏途，曾一度轰动医学界的输血术再也无人问津。

输血三大核心原则的确立：血型、抗凝和保存

直到 19 世纪末 20 世纪初，随着医学科学的进步和一系列重大发现的出现，人类输血治疗才逐渐走向科学化、规范化和普及化。

在那个缺医少药的年代，妇女生孩子是一件极其凶险的事情，尤其是面对产后出血的情况。1818 年，英国产科医生詹姆斯·布伦德尔（James Blundell，1790—1877）开创性地将人血输给了一个因产后大出血而濒临死亡的妇女，这标志着人类历史上首次使用人血进行输血治疗。布伦德尔总结出了两项输血基本原则：仅使用人血，并且只能针对因大失血而濒临死亡的患者。随后，他进行了多次输血治疗，并将这些尝试发表在学术期刊《柳叶刀》上。同时，他也警示了输血可能存在的未知风险。他的成功激发了全球医学界对输血治疗的兴趣。很快，医生们开始观察到布伦德尔所警告的不明风险，包括发热、头痛、面部震颤，以及尿液颜色异常（如变为酱油色），甚至在某种情况下导致死亡。

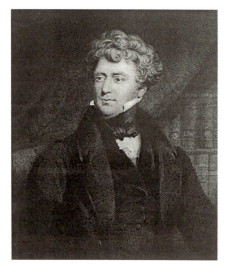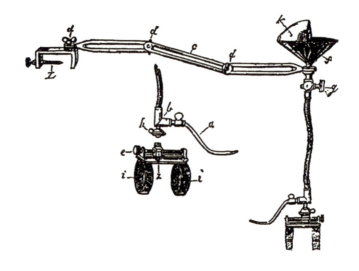

布伦德尔的肖像及其输血手术器材

直到七十多年后，奥地利医学家卡尔·兰德斯坦纳（Karl Landsteiner，1868—1943）在 1901 年通过实验发现了血液相容性的关键。他观察到，有些人的血浆能促使另一些人的红细胞发生凝集现象，而有些则不会。通过深入研究，他发现了人类的血液分为 A、B、O 三种血型。1902 年，他与助手进一步发现了第四种血型——AB 型。1927 年，国际联盟卫生保健委员会将血型确定为 A、B、O、AB 四种，至此现代血型系统正式确立。这一发现对按血型输血、避免致命的输血反应和确保输血安全具有划时代的意义。因此，兰德斯坦纳荣获了 1930 年诺贝尔生理学或医学奖。为了纪念他为输血发展做出的贡献，自 2004 年起，他的生日（6 月 14 日）被定为世界献血日。

1918 年，有研究者发现柠檬酸钠具有良好的抗凝血作用，这对储存捐献的血液至关重要。此外，洛克菲勒研究所的病毒学家弗朗西斯·佩顿·劳斯（Francis Peyton Rous）发现，在柠檬酸盐中添加葡萄糖可以维持细胞的完整性长达四周。这些发现，使得输血研究和临床实践得以同步发展，极大地推动了输血医学的进步。

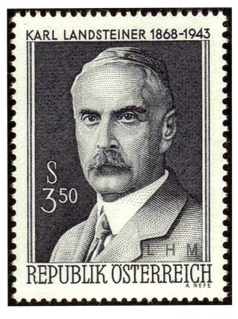

1968 年，奥地利邮政为兰德斯坦纳发行了纪念 100 周年诞辰特别邮票

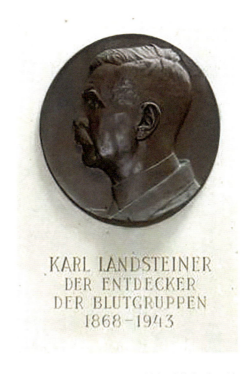

维也纳大学校园名人教授雕像长廊里的兰德斯坦纳纪念像

两次世界大战与输血技术的发展

尽管现代血型系统已经确立，但由于抗凝和保存技术的限制，输血技术在早期并未迅速普及。1914 年，随着第一次世界大战的爆发，新型武器对士兵造成了前所未有的伤害。当时，输血只能在个体之间进行，现取现输，难以满足战场上的巨大需求。

在美国军医奥斯瓦尔德·罗伯逊（Oswald Robertson）的努力下，这一情况得到了改善。他在第一次世界大战的西线战场建立了世界上第一个血库，将红细胞稳定性的实验室知识转化为在战争条件下收集和

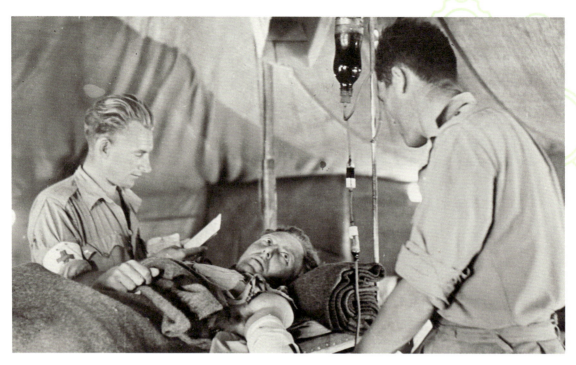

"二战"时期伤员输血照片

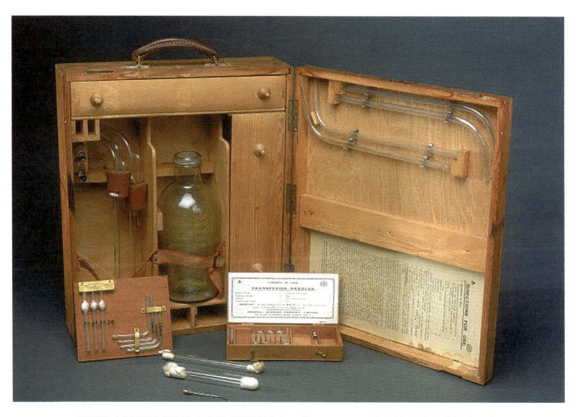

英国皇家陆军医疗队的杰弗里·凯恩斯（Geoffrey Keynes）设计的移动式输血设备

保存血液的实用方法。罗伯逊不仅为受伤的士兵输血证明了输血治疗的有效性，还通过实验首次证实了 O 型血的通用性。他的工作被认为是战争中最重要的医学贡献之一。

到了第二次世界大战，输血技术得到了进一步发展。这场战争造成了 7000 万人死亡，1.3 亿人受伤，给战场医疗救治带来了巨大压力。在"二战"中，输血成为抢救伤员的重要手段。输血医学技术在这一时期取得了显著进步，包括血浆的分离和临床应用，以及血液保存液配方的完善和推广。数据显示，1944 年战场伤员人均用血量为 224 毫升，而到 1945 年这一数字增加到 488 毫升，战伤死亡率因此大幅降低，正是输血技术的发展挽救了无数战士的生命。

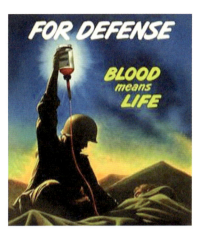

"二战"期间的倡议献血海报

现代输血技术的新发展与应用

第二次世界大战结束后，随着科学技术的飞速发展，输血医学技术水平也得到了显著提升。20 世纪 50 年代见证了塑料血袋和采、输血器具的发明，以及成分输血学说的提出。到了 60 年代，血浆单采法的采用和第一台连续流动离心式血细胞分离机的发明，以及封闭无菌血液采集和分离塑料血袋系统、血液低温保存技术、大容量冷冻离心机的发明和应用等技术创新使得成分输血从科学研究逐步走向临床应用，这标志着人类输血进入一个历史性的时代。

进入 21 世纪，随着生物医学技术的不断发展，输血作为最基础的细胞治疗手段，不断吸收新的技术和理念。自 20 世纪末造血干细胞移植起步以来，输血医学利用多年的临床技术和经验，将细胞治疗领域纳入其中，开启了新的征程。

经过 350 多年的发展，从最初的蒙昧无知、不断试错，到两次世界大战期间的技术爆发，输血医学经历了巨大的变革。无数科学家和患者为此付出了巨大的努力，乃至生命的代价。得益于输血技术的突破，柳叶刀终于可以长驱直入，探索更多生命禁区。

成分输血作为血液成分有效合理使用的方法，在节约血液资源的基础上，更具有纯度高、针对性强、输血不良反应少等多重优势。

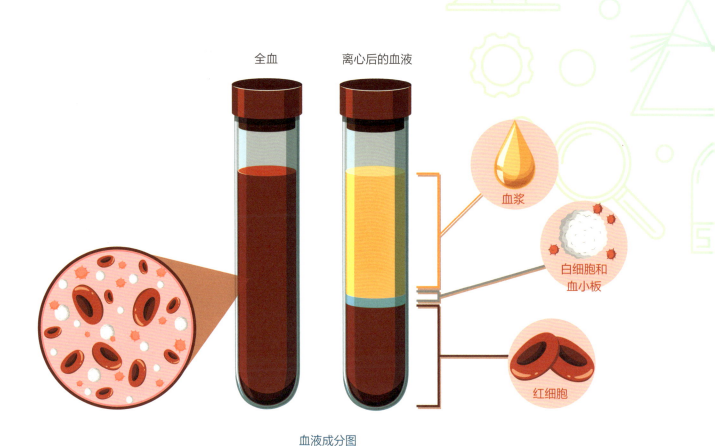

全血　　　　离心后的血液

血浆

白细胞和
血小板

红细胞

血液成分图

自体输血：生命的自我拯救

随着医疗技术的不断进步，各种高难度的复杂手术相继开展，导致临床血液及血制品的用量不断攀升，血源短缺问题严重影响了患者的救治。自体输血技术的应用，使"用自己的血救自己的命"成为现实，堪称医学发展史上的一个重要里程碑。

自体输血，简而言之，就是在需要时将预先储存的自身血液回输给自己。这项技术拥有很多优势：它不仅能够避免异体输血可能引发的风险，如免疫反应或传染疾病，还能有效节约宝贵的血源，有助于缓解血源紧张情况，特别是对于稀有血型患者等特殊群体。此外，由于保存时间较短，自体血液的携氧和凝血功能都明显优于库存的异体血，同时还能显著降低术后发生代谢性酸中毒以及低钙、高钾血症的发生概率。

自体输血的历史可追溯至 1818 年，当时产科医生布伦德尔首次尝试将一位产后大出血的妇女的失血用盐水冲洗后回输，这也是人类历史上最早的自体血液回输尝试。尽管自体输血的概念早已存在，但在之后的一百多年里，由于血液采集、检测、储存技术的进步，异体输血因其方便性和安全性而更为普及，自体输血逐渐被人们所"淡忘"。直到艾滋病和肝炎等传染性疾病经血液传播问题日益严重，自体输血才因其安全性高、能有效避免传染病的传播，重新受到重视。1974年，Cell Saver 自体血回收分离机的发明标志着现代围术期血液回收和保护新纪元的开始，血液回收技术真正进入了临床应用阶段。

近年来，尤其是自 1998 年 10 月 1 日起实施的《中华人民共和国献血法》第十五条规定"为保障公民临床急救用血的需要，国家提倡并指导择期手术的患者自身储血，动员家庭、亲友、所在单位以及社会互助献血"以来，自体输血在中国越来越受重视。随着社会对输血传播疾病认识的深化，这一趋势也得到了强化。实践证明，在血站血源紧张的情况下，自体输血不仅可以预防和控制血源性传播疾病、减少输血不良反应、节约用血，还能拓展血源。自体输血不仅是科学的选择，也是临床医学发展的必然趋势。

无偿献血：生命的馈赠

人与人之间存在着一种原始而朴素的悲悯意识，医学正是基于人类救助同伴的本能而诞生。人性本善，命运与共，心心相印，这本是人与人之间最纯粹的能量连接方式。现代医学昌明就是要唤醒生命深处的"治愈原型"。而无偿献血，则完美诠释了这种医学的奉献之美。

包括癌症、白血病、再生障碍性贫血、产后大出血、心脏手术患者等，我国每年有超过 600 万病人等待血液救治，而实际需要输血的病人数量远不止于此。地震、海啸等自然灾害，以及外

献血者手挤压弹力球，促进血液流动

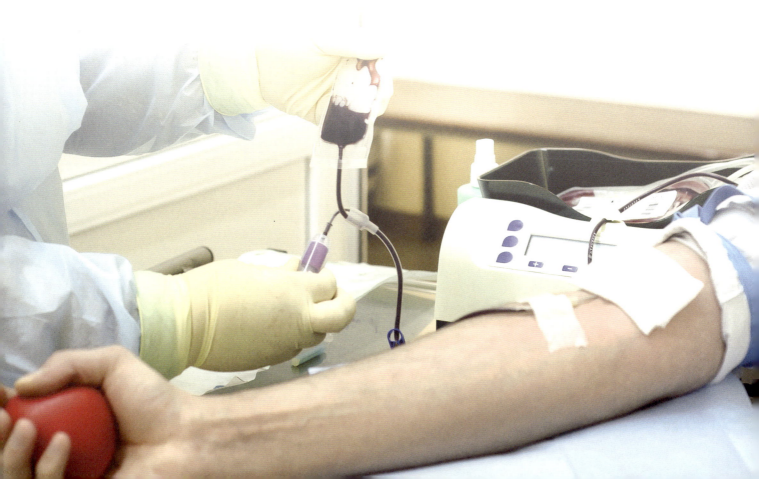

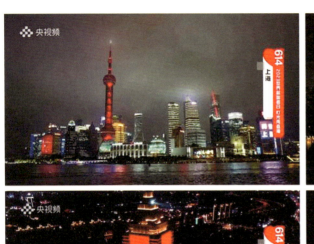
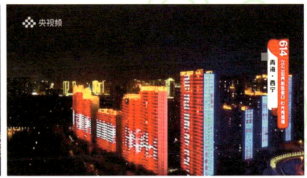
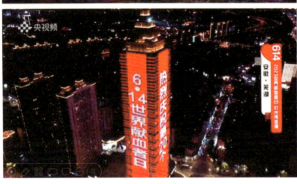
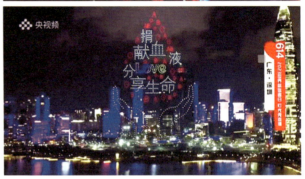

致敬献血者——2023 年"世界献血者日灯光秀"（图源：中国输血协会）

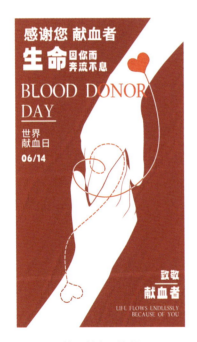

世界献血日海报

伤、车祸、火灾等突发事项，都可能导致病人需要紧急输注血液。由于目前血液仍无法通过人工合成，献血者成了至关重要的救援力量。只有确保日常血库的充足供应，才能真正为每一位患者带去生的希望。

血液被誉为人世间最珍贵的礼物，而献血则使生命变得更加美丽。自 20 世纪 30 年代起，国际红十字会和世界卫生组织便开始建议和提倡自愿无偿献血。经过几十年的不懈努力，许多国家已从过去的有偿献血逐步过渡到无偿献血，最终实现了公民无偿献血。例如，德国、日本、瑞士、美国、加拿大、澳大利亚等国，都已全部或基本实现了公民无偿献血。

无偿献血是社会文明进步的体现，是必然的发展趋势，也是我国血液事业发展的重要方向。为了保障献血者的合法权益，我国于 1998 年颁布了《中华人民共和国献血法》。

科学外科的崛起：从非主流到手术室里的"温柔"传奇

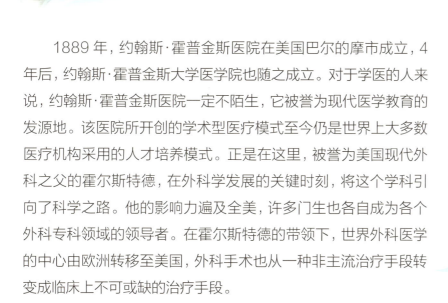

半亩方塘一鉴开，天光云影共徘徊。问渠那得清如许？为有源头活水来。

——《观书有感》南宋·朱熹

外科学的发展好比这半亩方塘，只有不断创新，才能保持思想的活跃与进步，只有不断培养出优秀的人才，才能保持学科的健康发展。

　　1889年，约翰斯·霍普金斯医院在美国巴尔的摩市成立，4年后，约翰斯·霍普金斯大学医学院也随之成立。对于学医的人来说，约翰斯·霍普金斯医院一定不陌生，它被誉为现代医学教育的发源地。该医院所开创的学术型医疗模式至今仍是世界上大多数医疗机构采用的人才培养模式。正是在这里，被誉为美国现代外科之父的霍尔斯特德，在外科学发展的关键时刻，将这个学科引向了科学之路。他的影响力遍及全美，许多门生也各自成为各个外科专科领域的领导者。在霍尔斯特德的带领下，世界外科医学的中心由欧洲转移至美国，外科手术也从一种非主流治疗手段转变成临床上不可或缺的治疗手段。

> 事实上，在国内家喻户晓的北京协和医院，就是1921年在美国洛克菲勒基金会的资助下，按约翰斯·霍普金斯医院的模式兴建的。

忽如一夜春风来：19世纪的科学崛起

　　19世纪是一个科学大发展的时代，正如"忽如一夜春风来，

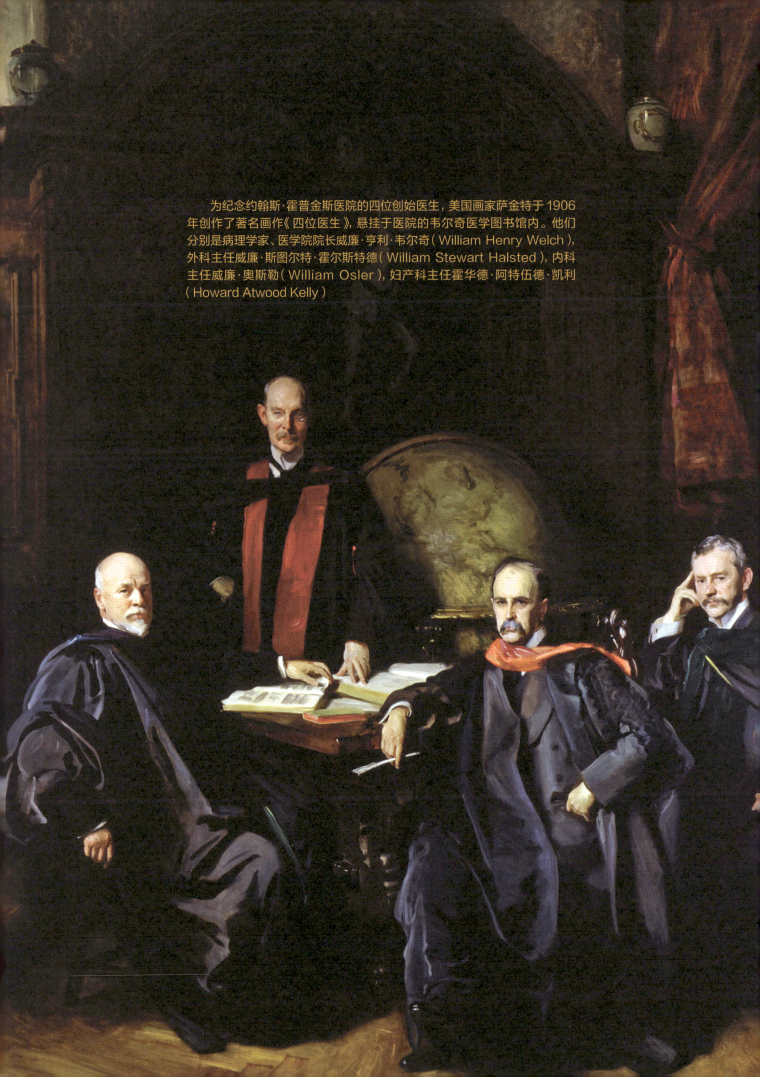

为纪念约翰斯·霍普金斯医院的四位创始医生，美国画家萨金特于1906年创作了著名画作《四位医生》，悬挂于医院的韦尔奇医学图书馆内。他们分别是病理学家、医学院院长威廉·亨利·韦尔奇（William Henry Welch），外科主任威廉·斯图尔特·霍尔斯特德（William Stewart Halsted），内科主任威廉·奥斯勒（William Osler），妇产科主任霍华德·阿特伍德·凯利（Howard Atwood Kelly）

千树万树梨花开"所描绘的那样，大量的伟大科学发现如雨后春笋般涌现。例如，达尔文提出了进化论，焦耳等科学家提出了能量守恒定律，孟德尔和摩尔根发现了遗传学三大基本定律，法拉第发现了电磁感应现象，门捷列夫发现了元素周期律，施莱登和施旺提出了细胞学说。科学思想和探索精神深入知识的各个分支。在科学思潮的引领下，19世纪见证了第二次工业革命的诞生，人类社会从此步入了电气时代。可以说，科学改变了人类社会的方方面面，外科学也不例外。从19世纪80年代开始，随着一些令人惊叹的新技术被引入外科学，其缓慢发展的步伐宣告结束，迎来了欣欣向荣的新局面。

一台手术的成功必须满足四大前提条件：一是丰富的人体解剖学知识；二是有效控制术中出血的方法；三是安全的麻醉技术，保障手术过程无痛；四是无菌手术环境。前两项条件早在16世纪就已经基本解决，而后两项直到19世纪下半叶才得以实现。这时，外科医生们终于穿上了白大衣，病人和手术台也铺上了手术单，器械盆中盛满了氯化汞溶液用于清洗手术器械，手术过程中病人在麻醉药物的作用下再也不需要被五花大绑了。一切都在悄然间变得干净、整洁、有序，外科医生得以沉下心来细致地开展手术，不再像以前那样需要比拼速度。随着手术四大前提条件的完善以及技术的积累，19世纪下半叶，外科医生的手术区域也不再局限于体表，已经可以进入深部组织和腹腔内进行手术。

择期手术的出现：从非主流治疗向主流治疗的转变

在现代外科形成之前，外科医生的前身是角斗士保健医、军医和理发师，他们缺乏完善的科学知识，能治疗的疾病范围也极其有限。外科手术的区域仅限于四肢和体表，他们的主要工作就是处理一些简单的骨折、关节脱位和体表脓肿，少数杰出者能完成截肢手术和体表肿瘤切除手术。直到19世纪中叶之前，医院还被视为"死亡之所"，没有人会在相对健康的情况下咨询外科医生，只有在弥留之际才会去寻求外科医生的帮助。由于当时外科医生对麻醉和无菌术一无所知，病人往往需要承受外科手术带来的痛苦和并发症，手术效果也令人望而却步，这一切让病人一提到外科手术就心生恐惧。

随着技术的不断进步，外科医生从曾经面对急症时的束手无策，逐渐转变为能够通过医疗干预有效改善患者状况的专业人士。外科手术能治疗的疾病种类日益增多，死亡率不断下降，手术过程也不再那么痛苦。随着这些变化，外科医生的社会声望与日俱增，吸引了越来越多的病人前来求医。

1894年，霍尔斯特德详细记录了他通过切除乳房组织、胸肌和腋窝淋巴结来治疗乳腺癌的手术，这一手术被他命名为根治性乳房切除术，并成为乳腺癌的治疗标准，一直沿用到1970年，将乳腺癌的局部复发率从之前的58%降低至6%—16%。同年，霍尔斯特德首次完成了腹股沟疝修补手术，这一技术的基础是他对解剖结构的科学分析。经过大量的细致解剖，霍尔斯特德认识到成功修复的关键在于加强腹股沟管后壁，从而诞生了 Halsted 式腹股沟疝修补术。同时，他也是首位用英语对有效的腹股沟疝修补手术技术进行学术报道的医生。除了在乳腺癌和腹股沟疝的外科手术治疗方面的贡献外，霍尔斯特德还在其他手术类型上做出了巨大贡献，如胆囊切开取石术、输血技术、消毒技术、局部麻醉技术，以及在骨折时如何使用钢板和螺钉固定骨骼。

外科先锋霍尔斯特德：欧洲游学点燃医学革命

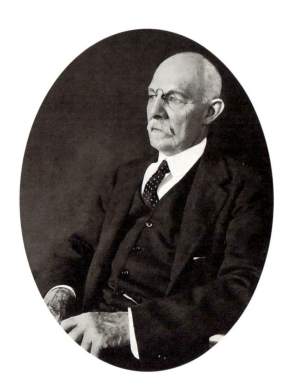

威廉·斯图尔特·霍尔斯特德
（William Stewart Halsted，1852—1922）

霍尔斯特德于 1852 年 9 月 23 日出生在纽约市。1874 年，他从耶鲁大学毕业，随后进入纽约市的内科医生和外科医生学院，开始了为期三年的学习。1877 年，他以优异的成绩毕业，在 550 名学生中名列前十，并开始了他的外科医生生涯。

19 世纪，欧洲的"游学"传统开始流行，随着交通方式的改进，美国人也开始踏上欧洲之旅。法国在医学领域一直占据主导地位，直到 19 世纪末，医学领先地位的天平逐渐向东倾斜，维也纳和柏林成为有抱负的外科医生的圣地。1877 年，霍尔斯特德离开美国，前往欧洲游历。

在维也纳综合医院的外科演示厅，他目睹了西奥多·比尔罗特（Theodor Billroth，1829—1894）向学生传授胃部解剖的新技能；在瑞士，他见识了埃米尔·特奥多尔·科赫尔（Emil Theodor Kocher，1841—1917）极致精细的甲状腺手术刀法；在距离维也纳几百英里的哈雷，他了解到德国外科医生理查德·冯·福尔克曼（Richard von Volkmann，1830—1889）关于乳腺癌的手术技能。此外，他还见到了完成肝脏精细解构的汉斯·基亚里（Hans Chiari，1851—1916）和曾追随比尔罗特共同参与甲状腺精细解剖研究的安东·沃尔夫勒（Anton Wolfler，1850—1917）。德国的外科医生训练方式也给霍尔斯特德留下了深刻印象。这次欧洲之旅对他来说是一场知识的洗礼，极大地激发了他的灵感和热情。

科学外科的基石是基础医学研究和循证医学模式，新手术方法的开发要求具备高度可信的实验外科以及以数据为支撑的医学证据。20世纪初，随着科学外科的崛起，外科医生陆续取得一系列重大成果，社会大众逐渐认可外科手术是一种可信赖且不可或缺的科学治疗手段。霍尔斯特德安排择期手术以对严重病情进行医疗干预的方式对外科学的发展轨迹具有重要意义。择期手术的出现标志着民众对外科手术的信心日益增长，病人只在弥留之际才求助外科医生的情况一去不复返了。

数据 VS 直觉：当医生变成科学决策者

循证医学，意为"遵循证据的医学"，是一种医学诊疗方法。著名临床流行病学家大卫·萨科特（David Sackett）教授将循证医学定义为"慎重、准确和明智地应用所能获得的最好研究依据来确定患者的治疗措施"。其核心思想是：医疗决策应尽量以客观研究结果为依据。无论是医生开具处方、制定治疗方案或医疗指南，还是政府机构制定医疗卫生政策等，都应根据现有的、最好的研究结果来进行。

循证医学与传统医学有着重要的区别。传统医学主要依赖个人经验，医生根据自己的实践经验、资深医师的指导、教科书和医学期刊上零散的研究报告来处理患者的问题。而循证医学的实践既重视个人临床经验，又强调采用现有的、最好的研究依据。一位优秀的临床医生应该具备丰富的临床经验，同时能够依据现有的最有力的科学依据来指导临床实践，两者缺一不可。这种现有的最有力的科研依据主要是指临床研究依据，基础理论或动物试验等依据则是在没有临床研究依据的情况下作为参考。

Halsted 外科学派的出现：手术室里的"温柔"的传奇

霍尔斯特德对外科手术的影响深远，他的贡献在于将外科手术从追求技法潇洒和手术速度转向强调手术操作的精细和安全上。他本人做手术特别温柔，慢条斯理、有条不紊，速度也往往奇慢，这种风格在当时大部分外科医生比拼手速的背景下，堪称"标新立异"。

霍尔斯特德是轻柔外科的首倡者，一个多世纪前，他就提出了外科手术中的6个基本原则：（1）关闭死腔，防止血肿形成和感染；（2）小心止血，保持手术视野清晰；（3）应用无菌技术，防止感染；（4）锐性解剖分离，减少组织损伤；（5）减少缝合张力，保证愈合组织充足血供；（6）对组织轻柔操作，减少组织损伤。在肿瘤外科手术中，他还提出2个基本的无瘤原则："整块切除（en bloc）"和"不接触（non—touch）"原则。

美国著名文艺批评家亨利·路易斯·孟肯（Herry Louis Mencken）在20世纪30年代写道：

柳叶刀传奇

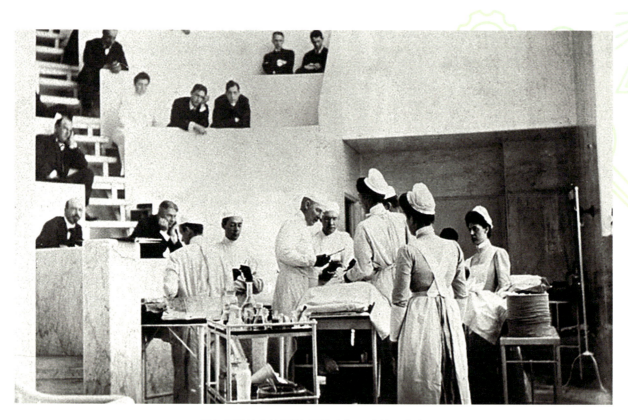

霍尔斯特德在约翰斯·霍普金斯医院的手术室

"霍尔斯特德是第一批将轻柔带入手术中的外科医生之一，他对他正在进行手术的人体组织表现出尊重。"霍尔斯特德的学生塞缪尔·詹姆斯·克罗（Samuel James Crow）将这些温柔的操作方法总结为一系列"霍尔斯特德手术原则"。在他的记录中，还包括："人的伤口能自然抵御感染，但粗暴操作导致的撕裂、随意缝合带来的牵拉，会严重干扰伤口的愈合"；"细针多缝几下，比粗针少缝几下好"；"止血钳的头部要尽量细小，以免挤伤周围组织"。

难以想象，这个在手术台上细致、轻柔的外科医生，只要一下手术台，这种温柔就一点不剩。他的学生回忆他是一个"非常严厉、冷酷、没有幽默感"的人，对住院医师要求极高，几乎全年无休。可以说，霍尔斯特德在当时独树一帜的手术风格引领了外科手术技术的规范和改革，在他的手术刀下，温柔代替了刚猛、精细代替了粗放、沉稳代替了随意、整洁代替了混乱。

霍尔斯特德提出的这些手术原则如同金子般在外科发展历史长河中熠熠生辉，被同行和后辈广泛认同、推崇，并沿用至今。随着外科学的日益成熟和微创时代的到来，"轻柔外科六原则"重新引起了外科医生的兴趣。人们意识到，一百多年前霍尔斯特德所推崇的术中爱护组织、一丝不苟的手术作风正是现代微创理念的雏形。现代微创观念认为，任何有助于减少手术病人创伤总量的措施均应归属于微创外科范畴。在腔镜手术广泛深入各个外科专业的今天，即使在腔镜下做到轻柔六原则和无瘤原则的难度成倍增加，但这些手术原则依然是微创手术中不可逾越的金科玉律。每位手术成功的患者都应该向威廉·斯图尔特·霍尔斯特德致意，深表感激。

梦神摩耳甫斯之惑

现在的医学生们已经非常熟悉利多卡因、普鲁卡因等局麻药物的名字，但很少有人意识到它们与可卡因的近亲关系。当时，可卡因还属于合法药物，甚至是可口可乐的成分之一，其危险的成瘾性尚不为人所知。1884年，在海德堡眼科大会上，有医生报告了自己使用可卡因作为眼黏膜的局部麻醉剂的案例。这份报告令霍尔斯特德敏锐地意识到，这种药物只有和当时新发明的空心针头相结合才能发挥其真正的潜力。作为解剖学大师，霍尔斯特德具有极为丰富的神经系统知识，他立刻想到了"局部麻醉"的概念：如果把这种药物注射到正确的区域，就能阻断神经，形成局部麻醉效果，在不需要进行复杂乙醚吸入麻醉的情况下，便能开展一些浅表部位的手术。

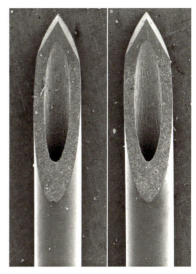

扫描电子显微镜下的针头

于是，霍尔斯特德开始试验这种新药，通过激进的人体实验将药物注射到周围的神经来探索药物的止痛能力。他招募了医学生志愿者，并进行了1000多次无痛小手术。1884年12月，霍尔斯特德及其合作者在《纽约医学杂志》上发表了他们的发现。这一发现推进了局部麻醉概念的发展，成为麻醉学的一个重要里程碑。

可卡因所产生的效用，远远不止暂时的麻痹，它还增强了霍尔斯特德不知疲倦的本能，助长了他原本就狂热的活力。霍尔斯特德变得不知疲倦，不想也不能入睡，而一旦中断药物，就会出现明显的戒断反应：情绪恶劣、焦虑烦躁、惊恐、难以入睡。由于频繁使用可卡因，霍尔斯特德染上了毒瘾，并在接下来的时间里对可卡因的依赖越来越强。

面对一系列无法解释的缺勤和情绪不稳定的行为，霍尔斯特德的密友威廉·韦尔奇（约翰斯·霍普金斯医院创始人之一）决定为他进行一系列戒毒治疗措施，包括海上康复治疗和精神病院治疗，可惜这些努力都以失败告终。韦尔奇还抛出了一个令人鼓舞的诱饵：只要霍尔斯特德能够康复，他将有机会搬到巴尔的摩，帮助组建一家新医院和全国第一所研究型大学——约翰斯·霍普金斯医院和医学院。

对霍尔斯特德来说，这也是一个逃离他在纽约焦头烂额的生活的机会。1886年12月，当约翰斯·霍普金斯医院及其医疗园区仍在建设中时，霍尔斯特德就加入了韦尔奇的病理学实验室。他一改之前好社交、外向的生活，一下子陷入了封闭而隐秘的帝国中，这里一切都控制有序，清新、美好。这种规律的生活节奏使霍尔斯特德远离尘嚣。尽管摆脱不掉一次次发作的毒瘾，但霍尔斯特德依然坚持不懈地前行。

1922年，美国牙科协会表彰了霍尔斯特德在局部麻醉剂方面的开创性工作。那天，霍尔斯特德一定百感交集。通过可卡因药物实验，他确实站在了医学的最前沿，但激进和鲁莽的药物实验所带来的毒瘾也影响了他的整个后半生。人类医学探索的历程，始终笼罩在真理与代价交织的迷雾中。医学史上所有划时代的发现，都暗含着一道悖论：当人类举起科学火炬驱散病痛的迷雾之时，必在其身后拖拽出未知的暗影。霍尔斯特德用颤抖的双手捧起的不仅是麻醉学的黎明之光，更是现代外科学发展史的双生子——当可卡因首次从古柯叶中被提纯结晶时，人类不仅掌握了驯服疼痛的化学钥匙，也无意间叩开了神经药理的禁忌之门。

在当今基因编辑与人工智能重构医学图景的时代，我们更需要以霍尔斯特德的命运为镜。真正的医学突破，既需要技术迭代驱动前沿探索，更要求医者以伦理为尺、以敬畏为锚，在生命的深海中校准航向——如同希波克拉底誓言中"依据我的能力与判断来采取疗法"的谦抑内省与"首先不可伤害"的警醒节制，既要有推开未知之门的勇气，也要有在行动前衡量利弊的清醒。正是这种在进取与克制间的永恒平衡，让人类得以在驾驭科技洪流时，始终紧握人性的罗盘。

大手术时代

在 19 世纪末，乳腺癌的复发成为困扰许多医生的主要问题。为了减少乳腺癌的复发，霍尔斯特德开始扩大乳腺癌手术切除的范围。他将这一举措称为"根治性乳房切除术"，其中"根治性"（radical）一词取自拉丁语"根"（root），意在将癌症连根拔起。即使是对小肿瘤，他也主张采取攻击性的局部手术，认为这或许是治愈癌症的最佳方法。

显然，当时医学界对"转移"这种恶性肿瘤的生物学行为特性还没有一个清晰的全面认识。现在我们都知道恶性肿瘤可以通过淋巴、血液、种植、局部侵犯等多种途径发生转移，现代医院也有CT、磁共振、超声等多种影像学检查方法可以对肿瘤的情况进行术前评估。然而，100 多年前的霍尔斯特德及其学生并不知道这些，他们犯了一个战略性的错误。根治性手术理论基于"量敌从宽"的理念，为了追求根治效果，乳腺癌根治术的范围不断扩大，从腋下到胸小肌、胸大肌，甚至锁骨，一场恐怖的"马拉松"就此展开。然而，每个患者的肿瘤情况各不相同，有些女性在诊断出乳腺癌时，肿瘤已经扩散到乳房之外，转移到了骨骼、肺和肝脏中；而有的癌症仅局限在乳房范围之内，或只在乳房及少数淋巴结内，尚属于局部疾病。

从今天的医学水平来看，手术治愈乳腺癌患者的能力取决于癌症的阶段。如果面对的是已经转移的乳腺癌，无论霍尔斯特德多么积极、一丝不留地摘除肿瘤，根治性切除术也不能拯救患者，因为患者体内的癌症已非局部问题了。相反，患有局部癌症的病人，的确受益于手术治疗——但对这种患者来说，并不用太激烈的手段，只要使用保乳手术，就能取得一样好的效果。因此，霍尔斯特德的根治性乳房切除术在两种情况下都不适用——对于转移性的癌症，这种手术先天不足；而对于局部性癌症，这种方法又太过激。在这两种情况下，患者都要被迫接受一场不分青红皂白、

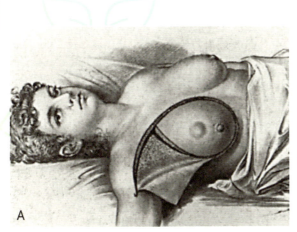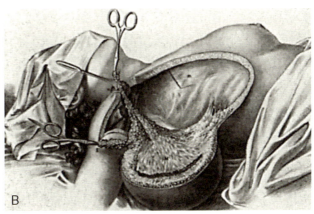

霍尔斯特德的乳腺癌根治术的切口及切除范围

毁形损体的巨大手术。

"越是根治，效果越好"在这种旗号下，手术朝着越来越无畏、激进的极端路线发展。这正反映了20世纪早期外科学的总体思路。事实上，"根治主义"之所以会变成主流，不只取决于外科医生对癌症的认知水平，也取决于医生如何自我定位。19世纪70年代，霍尔斯特德远赴欧洲向大师们学习时，外科学刚刚摆脱了稚嫩的青春期。到了19世纪末，它已经摇身一变，成为一个自信满满的学科，外科医生们陶醉于自己的技术能力，过快的发展导致技术至上和个人英雄主义蒙蔽了部分外科医生的双眼，于是根治性外科手术的应用很快固化为教条。

传统外科向科学外科的转变是经验科学向循证医学转变的过程，也是实践医学人文精神的过程。在外科手术发展史中，最能体现人文精神回归宗旨的应该是乳腺癌手术。乳腺癌手术的变革，从Halsted"经典"乳腺癌根治术发展到今天，已经有130年的历史，经历了四个历程：19世纪末的Halsted乳腺癌根治术，20世纪50年代的扩大根治术，60年代的改良根治术，80年代的保乳手术。乳腺癌的最佳术式一直是争论和研究的热点。其中，变的是手术由"小—大—更大—小—保形"的过程，不变的是基于循证医学的人文精神的临床实践，充分体现了手术回归人性这一宗旨。看似从起点开始最后又回到了起点，但回归却有了质的飞跃，这就是科学认知的过程。

医学教育：现代外科医生培养体系的诞生

19世纪中期，德国外科大师伯恩哈德·冯·朗根贝克（Bernhard von Langenbeck）教授率先提出建立住院医师制度。德国医学院学制为6年，外科医师必须经过优良的大学训练，修习解剖、生理、病理、组织学，且必须在大学教学医院当过手术助手，并经过动物实验的训练。毕业考试合格后，他们进入医院成为注册前住院医师，在上级医师的监控下工作，没有处方权。18个月后，经上级医师评判，成绩合格后成为完全注册住院医师，之后在具有培养住院医师资格的医院里进行5年的培训。培训合格后，根据地方医师协会制订的标准，参加由医师协会举办的考试，成绩合格后才能成为可以独立工作的住院医师。当时，几乎所有欧洲杰出外科医生都由朗根贝克教授培养，包括著名的外科泰斗科赫尔和比尔罗特。霍尔斯特德游学欧洲期间师从科赫尔和比尔罗特，返美后他采用相同的训练方法并将其发扬光大，让人们看到基于解剖学、病理学和生理学理论的动物实验研究有助于推动外科手术向高水平发展。

1893 年，约翰斯·霍普金斯大学医学院的成立在美国医学史上是一个划时代的事件。这是一所完全按德国标准和德国教学理念建立的医学院，其附属医院完全按教学医院的标准建设，医学院和教学医院共享一个院区，连建筑设计也体现了为教学服务的理念。该校还首创了临床医生的研究生培养模式，即学生必须获得学士学位后才能进入医学院学习。这种办学模式所获得的成功在美国引起了强烈反响。从 1910 年起，美国按照研究型医学教育目标全面改革医学教育体制。

在德国游学时，朗根贝克和比尔罗特提出的高强度、严要求的教学方式启发了霍尔斯特德。霍尔斯特德师法前人，却青出于蓝而胜于蓝，他认为大学与医院应紧密结合，建立了现代外科住院医师训练计划。奥斯勒同意霍尔斯特德的方案，于是，美国医疗机构中的第一批正式住院医师在约翰斯·霍普金斯大学医学院的培养下出现了。1893 年，霍尔斯特德被授予教授头衔，正式建立起全面沉浸式培训系统，受训的年轻人必须是未婚单身人士，而且要住在医院里，每周 7 天，每天 24 小时随时待命，成了名副其实的"住院"医师。

这个模式的特点在于，导师主要负责指导，受训者充分参与临床工作。霍尔斯特德执导住院

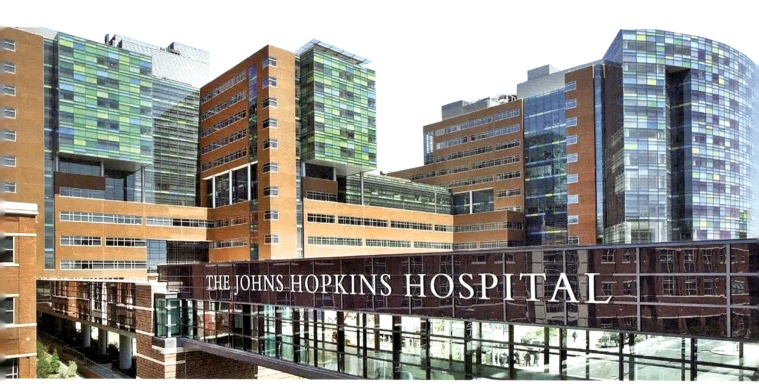

约翰斯·霍普金斯医院

医师项目 33 年，培养了 17 名住院医师和 55 名助理住院医师，人均在他手下工作 12 至 14 年之久，接近全年无休的状态。到了 20 世纪后半叶，他们都成为美国外科医学界的骨干和精英。

从一定意义上讲，霍尔斯特德的住院医师培训项目为外科实习生提供了一种正式的、结构化的教育形式，取代了之前"师傅带徒弟"的模式。这个模式后来经过霍尔斯特德的学生乔治·霍伊尔（George Julius Heuer）的改进，成了北美培养外科住院医生的范式。而在霍尔斯特德生前，这个模式也巧妙地帮他藏住了毒瘾问题，让他可以通过给予实习医生更大的权限和工作量，来掩饰自己无法动手的时刻。

由于霍尔斯特德非比寻常的独到眼光、富有感染力的授课和精湛的手术技术，他的影响在数十年间遍及全美，他的许多门生也各自成为外科手术的领导者。这位沉默寡言的外科医生创立和传播了一种与众不同的外科学体系和外科医生培养体系，人称 Halsted 外科学派。现代泌尿外科之父休·汉普顿·扬（Hugh Hampton Young），以及神经外科的创始人哈维·库欣（Harvey Williams Cushing）和沃尔特·丹迪（Walter Edward Dandy）等都是霍尔斯特德的学生。从此，没有接受过任何科学训练的人兼职外科医生的日子一去不复返了，实验室成为大医院的一部分，外科医生们渐渐地接受了无菌手术，医学院毕业的学生开始接受住院医师培训。

作为"美国现代外科学之父"，霍尔斯特德跌宕起伏而又精彩绝伦的一生，如同他在外科学实践、研究和教学方面卓越的贡献一样，一直为后人津津乐道。美国记者、讽刺作家、文化评论家孟肯在 1931 年医学家麦卡勒姆（William George MacCallum）主笔的一篇传记文章中高度评价了霍尔斯特德的一生："他对外科的贡献数量巨大、内容丰富。他引入局部麻醉，率先戴上橡胶手套，发明了数种精巧的术式。但他的主要功绩更为广泛，难以被准确描述。那就是带来了一个全新的、更好的认识患者的方式。消毒和无菌在他的青年时代进入了外科领域，让外科医师的注意力转向患者外部和外来之物。与病原体战斗的同时，他们往往遗忘了手术台上虚弱的患者。霍尔斯特德改变了这一切。他告诉人们，粗暴对待组织会让它们痛苦、衰败，即使它们无法发出呐喊。他研究机体自然愈合的能力，探明这种力量可以帮助患者康复。他反对鲁莽地切开，训诫外科医师应谨慎施术。威廉·梅奥（William Worrall Mayo），梅奥诊所的创始人之一曾如此评价：霍尔斯特德做手术的时间之长，往往切口还没有缝闭，患者就已经康复了。和他团队的大多数人一样，他不信教；他重申并彰显了安布鲁瓦兹·帕雷的格言：'上帝治愈了他，我从旁协助。'此外，他还是一位卓越的师长，尽管他未进行正式的教学。从他的手术室里走出来的年轻人都获得了宏观而细致的训练，并成为今日美国外科学界的翘楚。"

柳叶刀传奇

霍尔斯特德于 1922 年在约翰斯·霍普金斯大学离世，虽然他没有子女，但数不胜数的医学专业人才继承了他的遗志和思想，他并没有被遗忘。如今，翻开任何一本外科学教材，都能找到一系列以他名字命名的原理、技术、器械。这些珍贵的遗产影响着今天的每一台手术。如果说只有一个人称得上现代外科学之父的话，这个人就是威廉·斯图尔特·霍尔斯特德。

科学外科的崛起：轻舟已过万重山

20 世纪是外科学飞速发展的世纪，"轻舟已过万重山"，人类外科手术越过了千难万险，开始登上主流医学的大雅之堂，踏上了健康发展的康庄大道。随着现代外科医学教育的普及，外科医生不断攻城略地，从浅表组织到深入各个体腔，打开了心脏、大脑的手术禁区。20 世纪也是外科学与科学深度结合的世纪，伴随着计算机、通信、分子生物学、材料学领域科学技术的突飞猛进，人类基因密码的破译和医学影像技术、生物工程技术的突破形成一股股强大的浪潮，冲击着外科学的各个角落。20 世纪更是医学人文精神与科学精神相互交融促进的世纪，从切除到修复，从重建到器官移植和人造器官植入，从崇尚"根治"的大手术时代到以各种内镜、腔镜、机器人手术为代表的微创化精准医学理念，外科手术在科学精神与人文精神的指引下逐步迈向成熟。沧海桑田，时过境迁，进入 21 世纪，外科手术必然随着科学技术的发展而不断进化，但外科医生"健康所系，性命相托"的初心和优秀的外科传统将会永远流传。

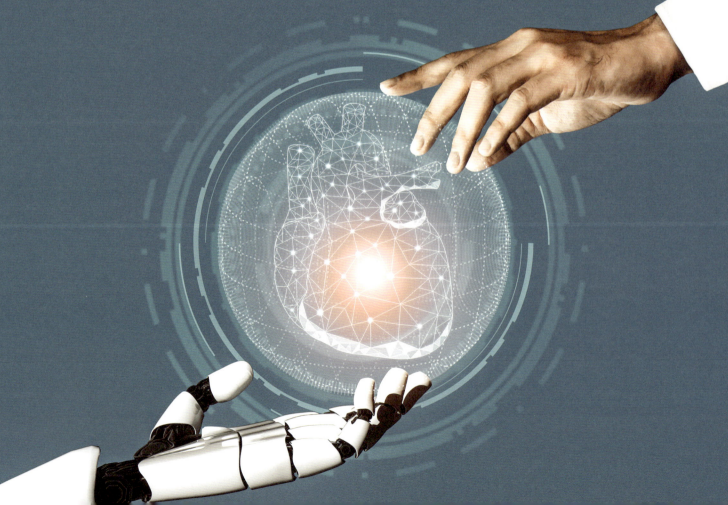

丛书主编简介

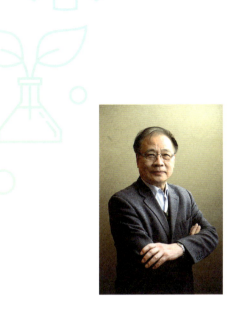

褚君浩，半导体物理专家，中国科学院院士，中国科学院上海技术物理研究所研究员，《红外与毫米波学报》主编。获得国家自然科学奖三次。2014年被评为"十佳全国优秀科技工作者"，2017年获首届全国创新争先奖章，2022年被评为上海市大众科学传播杰出人物，2024年获"上海市科创教育特别荣誉"。

本书作者简介

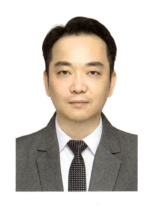

茅华荣，外科学博士，毕业于复旦大学上海医学院，现任职于复旦大学附属闵行医院（复旦大学附属中山医院闵行分院、上海市闵行区中心医院）肝胆胰外科，致力于做有态度、有温度、有深度的医学科普。

图书在版编目（CIP）数据

柳叶刀传奇 / 茅华荣著. -- 上海：上海教育出版
社，2025.6. -- （"科学起跑线"丛书 / 褚君浩主编）.
ISBN 978-7-5720-3186-1

Ⅰ. R61-49

中国国家版本馆CIP数据核字第2024F3N152号

策 划 人　刘　芳　公雯雯　周琛溢

责任编辑　茶文琼

整体设计　陆　弦

封面设计　周　吉

本书部分图片由图虫·创意提供

"科学起跑线"丛书

柳叶刀传奇

茅华荣　著

出版发行　上海教育出版社有限公司
官　　网　www.seph.com.cn
地　　址　上海市闵行区号景路159弄C座
邮　　编　201101
印　　刷　上海雅昌艺术印刷有限公司
开　　本　889×1194　1/16　印张 7.25
字　　数　156 千字
版　　次　2025年6月第1版
印　　次　2025年6月第1次印刷
书　　号　ISBN 978-7-5720-3186-1/G·2815
定　　价　68.00 元

如发现质量问题，读者可向本社调换　电话：021-64373213